Marijke van der Falk

Xavier Perez

Zellalterung

Mechanismen, Diagnose, Therapien

bup

Marijke van der Falk
Xavier Perez
Zellalterung
Mechanismen, Diagnose, Therapien

ISBN: 978-3-69035-743-2

Bestellnummer: 20-23.1
Auch als eBook verfügbar
(978-3-69035-748-7)

Cover-Gestaltung: Kerstin Laube
Herstellung: Angelika Haase

© Bremen University Press, 2025.
Fahrenheitstr. 11
28359 Bremen
bup@bremenuniversitypress.com
www.bremenuniversitypress.com

Die Nutzung des Manuskripts im Ganzen oder in Teilen ohne vorherige schriftliche Zustimmung des Verlags ist nicht zulässig.

Dieses Buch wurde auf umweltfreundlichem Papier aus nachhaltiger Forstwirtschaft gedruckt, um Ressourcen zu schonen und die Umweltbelastung zu minimieren. Durch den Einsatz von Recyclingmaterialien und FSC-zertifiziertem Papier leisten wir einen Beitrag zum Schutz der Wälder und zur Reduzierung des ökologischen Fußabdrucks.

Marijke van der Falk
Xavier Perez

Zellalterung
Mechanismen, Diagnose, Therapien

Übersicht

VORBEMERKUNG		10
1.	EINLEITUNG	12
2.	BIOLOGISCHE GRUNDLAGEN DER ZELLALTERUNG	21
3.	SYSTEMISCHE AUSWIRKUNGEN DER ZELLALTERUNG	39
4.	DIAGNOSTIK UND MESSUNG DER ZELLALTERUNG	66
5.	THERAPEUTISCHE ANSÄTZE ZUR BEEINFLUSSUNG DER ZELLALTERUNG	85
6.	NEUE FORSCHUNG ZUR BEEINFLUSSUNG DER ZELLALTERUNG	108
7.	KLINISCHE STUDIEN UND TRANSLATIONALER FORTSCHRITT	137
8.	ETHISCHE, GESELLSCHAFTLICHE UND WIRTSCHAFTLICHE PERSPEKTIVEN	149
9.	ZUKÜNFTIGE FORSCHUNGSFELDER UND VISIONEN	156
10.	SCHLUSSBETRACHTUNG	167
11.	GESAMT-LITERATURVERZEICHNIS (ALPHABETISCH)	170

Inhaltsverzeichnis

VORBEMERKUNG		10
1.	**EINLEITUNG**	**12**
1.1	Begriffsklärung: Was ist Zellalterung?	12
1.2	Historische Entwicklung des Forschungsfeldes	15
1.3	Medizinische und gesellschaftliche Relevanz	19
1.4	Zielsetzung	19
2.	**BIOLOGISCHE GRUNDLAGEN DER ZELLALTERUNG**	**21**
2.1	Zelluläre Seneszenz: Definition und Mechanismen	21
2.2	Telomere und Telomerase	22
2.3	DNA-Schäden und Reparaturprozesse	25
2.4	Mitochondriale Dysfunktion und oxidativer Stress	28
2.5	Epigenetische Veränderungen und Alterung	32
2.6	Literaturverzeichnis (Kapitel 2)	36
3.	**SYSTEMISCHE AUSWIRKUNGEN DER ZELLALTERUNG**	**39**
3.1	Immunoseneszenz und inflammatorisches Altern	39
3.2	Alterung des Nervensystems	43
3.3	Alterungsprozesse in Haut, Herz-Kreislauf-System und Muskulatur	47
3.4	Tabellarische Übersicht gewebespezifischer Alterungsmerkmale basierend auf den ausführlichen Textinhalten	51
3.5	Zellalterung und Krebserkrankungen	52
3.6	Aktuelle Studien	56

3.7	Gegenüberstellung tumorhemmender und tumorfördernder Wirkungen seneszenter Zellen	59
3.8	Alterung als Risikofaktor für chronische Erkrankungen	59
3.9	Literaturverzeichnis (Kapitel 3)	64
4.	**DIAGNOSTIK UND MESSUNG DER ZELLALTERUNG**	**66**
4.1	Biomarker für Zellalterung	66
4.2	Epigenetische Uhren und biologische Altersschätzung	71
4.3	Bildgebende Verfahren und molekulare Diagnostik	75
4.4	Grenzen und Herausforderungen in der klinischen Anwendung	79
4.5	Literaturverzeichnis (Kapitel 4)	82
5.	**THERAPEUTISCHE ANSÄTZE ZUR BEEINFLUSSUNG DER ZELLALTERUNG**	**85**
5.1	Kalorienrestriktion und Fastenprotokolle	85
5.2	Antioxidantien und Nahrungsergänzung	90
5.3	Pharmakologische Interventionen: Senolytika und Senomorphe	94
5.4	Einfluss von Bewegung und Lebensstilveränderungen	98
5.5	Gentechnologische Ansätze und Zelltherapie	102
5.6	Literaturverzeichnis (Kapitel 5)	106
6.	**NEUE FORSCHUNG ZUR BEEINFLUSSUNG DER ZELLALTERUNG**	**108**
6.1	CRISPR-basierte Genom-Editierung zur Alterungsumkehr	108
6.2	Reprogrammierung von Zellen durch Yamanaka-Faktoren	112
6.3	Systemische Verjüngung durch Plasmaaustausch	116
6.4	Künstliche Intelligenz in der Alternsforschung	120

6.5	Multiomik-Ansätze zur ganzheitlichen Analyse von Alterungsprozessen	123
6.6	Nanomedizin und gezielte Wirkstofffreisetzung	127
6.7	Modulation von mikrobiellen Signaturen zur Zellverjüngung	131
6.8	Literaturverzeichnis (Kapitel 6)	134

7.	**KLINISCHE STUDIEN UND TRANSLATIONALER FORTSCHRITT**	**137**
7.1	Übersicht über laufende klinische Studien	137
7.2	Erfolgreiche Anwendungen beim Menschen	138
7.3	Limitierende Faktoren und Sicherheitsaspekte	139
7.4	Von der Maus zum Menschen: Übertragbarkeit tierexperimenteller Ergebnisse	142
7.5	Literaturverzeichnis (Kapitel 7)	146

8.	**ETHISCHE, GESELLSCHAFTLICHE UND WIRTSCHAFTLICHE PERSPEKTIVEN**	**149**
8.1	Ethische Fragen der Lebensverlängerung und Verjüngung	149
8.2	⏴ngleichheiten in der Verfügbarkeit altersmodulierender Therapien	150
8.3	Ökonomische Auswirkungen auf Gesundheits- und Sozialsysteme	151
8.4	Transhumanismus und philosophische Implikationen	152
8.5	Literaturverzeichnis (Kapitel 8)	153

9.	**ZUKÜNFTIGE FORSCHUNGSFELDER UND VISIONEN**	**156**
9.1	Zelluläre Verjüngung als präventive Medizin	156
9.2	Kombinationstherapien und personalisierte Anti-Aging-Medizin	159
9.3	Alterung als kontrollierbarer Prozess – ⏴topie oder Realität?	160

9.4	Globale Strategien	164
9.5	Literaturverzeichnis (Kapitel 9)	165
10.	**SCHLUSSBETRACHTUNG**	**167**
11.	**GESAMT-LITERATURVERZEICHNIS (ALPHABETISCH)**	**170**

Hinweise:

- Dieses Buch ist modular aufgebaut, sodass jedes Kapitel auch eigenständig gelesen werden kann, ohne dass zwingend auf andere zurückgegriffen werden muss.

- Die Verzeichnisse genutzter und weiterführender Literatur wurden der besseren Lesbarkeit wegen den jeweiligen Kapiteln angehängt.

- Bearbeitungsstand: März 2025

Der Verlag

Vorbemerkung

Noch vor wenigen Jahrzehnten galt das Altern als ein unvermeidlicher, passiver Vorgang, dem der Mensch mit zunehmendem Lebensalter hilflos ausgeliefert war. Altern bedeutete Verlust – an Zellteilungsfähigkeit, an Organfunktion, an Widerstandskraft. Heute, im Zeitalter molekularbiologischer Aufklärung, künstlicher Intelligenz und präzisionsmedizinischer Innovation, beginnt sich dieses Bild grundlegend zu verändern. Altern wird zunehmend als aktiver, durch bestimmte molekulare Signalwege regulierter Prozess verstanden, der unter bestimmten Bedingungen gezielt verlangsamt, moduliert oder sogar partiell rückgängig gemacht werden kann.

Die Forschung zur Zellalterung steht dabei exemplarisch für einen Paradigmenwechsel in der modernen Biomedizin. Sie verknüpft Grundlagenforschung mit klinischer Anwendung, molekulare Mechanismen mit systemischer Funktion und medizinisches Wissen mit ethischer Verantwortung. Die Aussicht, zelluläre Seneszenz zu kontrollieren, Telomere zu stabilisieren, mitochondriale Dysfunktionen zu vermeiden oder epigenetische Programme neu zu schreiben, eröffnet nicht nur therapeutische Perspektiven für altersbedingte Krankheiten, sondern stellt das biologische Selbstverständnis des Menschen insgesamt in Frage.

Ziel dieses Werkes ist es, die komplexen Prozesse der Zellalterung umfassend darzustellen und zugleich die dynamischen Entwicklungen zu analysieren, die sich aus neuen diagnostischen, therapeutischen und technologischen Ansätzen ergeben.

Die Darstellung ist interdisziplinär angelegt: Sie vereint Erkenntnisse der Molekularbiologie, Gentechnologie, Pharmakologie und Systemmedizin mit Überlegungen aus Ethik, Soziologie und Zukunftsforschung. Damit richtet sich das Buch nicht nur an biomedizinisch Interessierte, sondern an all jene, die sich mit der Frage beschäftigen, wie wir altern – und wie wir in Zukunft altern könnten.

Besonderer Dank gilt den unzähligen Wissenschaftlerinnen und Wissenschaftlern weltweit, deren Arbeit auf den unterschiedlichsten Ebenen dazu beiträgt, die Mechanismen des Alterns zu entschlüsseln und die Grenzen des Machbaren verantwortungsvoll zu erweitern. Diese Arbeit versteht sich als Versuch, ihre Erkenntnisse in ein verständliches, kohärentes und vorausschauendes Gesamtbild zu überführen.

Möge dieses Werk dazu beitragen, nicht nur das Verständnis der Zellalterung zu vertiefen, sondern auch den Dialog über eine neue medizinische Realität anzustoßen: Eine Realität, in der das Altern nicht nur Schicksal, sondern gestaltbare Herausforderung ist.

1. Einleitung

Die Erforschung der Zellalterung stellt einen der dynamischsten und zugleich folgenreichsten Bereiche der modernen Biowissenschaften dar. In einer Zeit, in der die Lebenserwartung weltweit steigt und gleichzeitig die Prävalenz altersassoziierter Erkrankungen zunimmt, gewinnt das Verständnis der zellulären Mechanismen des Alterns zunehmend an Bedeutung. Zellalterung ist dabei weit mehr als ein biologischer Nebeneffekt des Zeitverlaufs; sie ist ein aktiver Prozess mit vielfältigen molekularen, funktionellen und systemischen Konsequenzen, der nicht nur das individuelle Altern, sondern auch das kollektive Krankheitsgeschehen einer Gesellschaft prägt. Neue wissenschaftliche Erkenntnisse legen nahe, dass Altern ein grundsätzlich beeinflussbarer Prozess ist – und mit ihm möglicherweise auch die Lebensdauer, die Gesundheitsspanne und die Qualität des Alterns selbst.

1.1 Begriffsklärung: Was ist Zellalterung?

Zellalterung beschreibt einen hochdifferenzierten biologischen Zustand, in dem eine Zelle dauerhaft ihre Fähigkeit zur Teilung aufgibt und in einen Zustand funktioneller Persistenz übergeht, der zwar mit einem Verlust an proliferativem Potenzial, jedoch nicht mit dem unmittelbaren Zelltod einhergeht. Vielmehr stellt die zelluläre Seneszenz einen alternativen zellulären Endpunkt dar, der sich durch eine Vielzahl struktureller, funktioneller und molekularer Veränderungen auszeichnet. Dieser Zustand ist irreversibel, das heißt, seneszente Zellen verbleiben dauerhaft in einem nicht-proliferativen Zustand, ohne in den apoptotischen Weg einzutreten oder sich erneut in den Zellzyklus einzuklinken. Dabei behalten sie eine metabolische Aktivität, die jedoch in charakteristischer Weise verändert ist.

Seneszente Zellen weisen ein deutlich verändertes morphologisches Erscheinungsbild auf, das typischerweise durch eine vergrößerte Zellfläche, eine abgeflachte Zellform sowie durch eine Zunahme intrazellulärer Granula gekennzeichnet ist. Auf epigenetischer Ebene kommt es zu einer tiefgreifenden Reprogrammierung des Chromatins, mit konsekutiver Umorganisation heterochromatischer Regionen und der Ausbildung sogenannter senescence-associated heterochromatic foci, die eine dauerhafte Stilllegung proliferationsrelevanter Gene ermöglichen. Parallel dazu verändern sich zahlreiche Stoffwechselwege. So zeigt sich beispielsweise eine Dysregulation des mitochondrialen Energiestoffwechsels, eine vermehrte Bildung reaktiver Sauerstoffspezies und eine Aktivierung spezifischer Signaltransduktionskaskaden, die die Seneszenz stabilisieren.

Besondere Bedeutung kommt dem sogenannten senescence-associated secretory phenotype zu, bei dem seneszente Zellen eine Vielzahl proinflammatorischer Zytokine, Chemokine, Wachstumsfaktoren und Matrix-abbauender

Enzyme sezernieren. Dieses komplexe Sekretom hat weitreichende Auswirkungen auf das umliegende Gewebe: Es kann Immunzellen rekrutieren, inflammatorische Mikroenvironmente etablieren, die Funktion benachbarter Zellen beeinträchtigen und zur Gewebeumbauung beitragen.

Während diese Sekretionsaktivität in frühen Lebensphasen eine wichtige Rolle bei der Wundheilung, der Embryonalentwicklung und als Tumorsuppressor-Mechanismus spielt, führt ihre persistente Aktivität im höheren Lebensalter zur chronischen Entzündung, zum Verlust funktioneller Gewebestrukturen und zur Förderung altersassoziierter Erkrankungen wie Arteriosklerose, Osteoporose, Sarkopenie oder neurodegenerativer Prozesse.

Zellalterung ist somit ein bipolares Phänomen mit ausgeprägt zeitabhängiger Funktionsdifferenzierung. In der Jugend dient sie als essenzieller Schutzmechanismus gegen unkontrollierte Zellteilung und maligne Transformation, indem sie beschädigte oder gestresste Zellen in einen proliferationsinaktiven Zustand überführt und damit potenziell onkogene Entwicklungen unterbindet. In der Summe trägt sie somit zur Integrität des Organismus bei. Im höheren Lebensalter hingegen, wenn die Akkumulation seneszenter Zellen durch nachlassende Immunüberwachung nicht mehr adäquat kontrolliert werden kann, kehrt sich diese Schutzfunktion ins Gegenteil um. Die chronische Anhäufung seneszenter Zellen in verschiedenen Geweben fördert pathologische Umbauprozesse, entzündliche Mikrozustände und den Verlust regenerativer Kapazität, wodurch sie zu einem systemischen Risikofaktor für eine Vielzahl degenerativer Erkrankungen wird.

Die zelluläre Seneszenz stellt somit einen Schlüsselprozess in der biologischen Alterung dar, der sowohl therapeutisches Potenzial als auch erhebliche Herausforderungen birgt. Die gezielte Elimination seneszenter Zellen, ihre funktionelle Reprogrammierung oder die Blockade ihrer schädlichen Sekretionsprodukte zählen zu den aktuell vielversprechendsten Ansätzen einer molekular orientierten Altersmedizin. Voraussetzung dafür ist jedoch ein tiefgehendes Verständnis der kontextabhängigen Funktionen und molekularen Steuerungsmechanismen, die der Zellalterung zugrunde liegen. Nur so lässt sich dieses bipolare Phänomen in therapeutisch sinnvolle Bahnen lenken.

1.2 Historische Entwicklung des Forschungsfeldes

Die wissenschaftliche Auseinandersetzung mit der biologischen Alterung von Zellen hat ihre Wurzeln in den 1960er-Jahren, als Leonard Hayflick in bahnbrechenden Experimenten nachwies, dass menschliche Fibroblasten in vitro nicht unbegrenzt proliferieren können, sondern nach einer bestimmten Anzahl von Zellteilungen ein stabiles Stadium der Teilungsinaktivität erreichen. Diese Entdeckung, die als Hayflick-Grenze in die Geschichte der Zellbiologie eingegangen ist, widerlegte die bis dahin vorherrschende

Annahme einer prinzipiell unbegrenzten Teilungsfähigkeit somatischer Zellen und legte den Grundstein für die systematische Erforschung zellulärer Seneszenz. Der Nachweis, dass dieser Prozess reproduzierbar und intrinsisch programmiert ist, veränderte das Verständnis von Zellalterung grundlegend und eröffnete neue Perspektiven auf die biologischen Grundlagen des Alterns, der Tumorsuppression und der zellulären Differenzierung.

In den folgenden Jahrzehnten wurde die Forschung auf diesem Gebiet erheblich vertieft und differenziert. Ein besonders einflussreicher Meilenstein war die Entdeckung der Telomere – jener repetitiven DNA-Sequenzen an den Enden der Chromosomen, die bei jeder Zellteilung verkürzt werden und eine Art molekulare Uhr für die zelluläre Lebensspanne darstellen. Mit dem Erreichen einer kritischen Telomerlänge wird ein DNA-Schadenssignal ausgelöst, das über p53-abhängige Signalwege zur Induktion von Seneszenz oder Apoptose führt. Die Telomerverkürzung wurde somit als zentrales Element der zellulären Alterung identifiziert und stellt bis heute ein paradigmatisches Modell für die biologische Limitierung von Zellproliferation dar.

Parallel dazu rückten reaktive Sauerstoffspezies als Mitverursacher von molekularen Alterungsprozessen in den Fokus. Die Ansammlung oxidativer Schäden an DNA, Proteinen und Membranen gilt als eine der treibenden Kräfte für die funktionelle Degeneration alternder Zellen.

Mitochondrien, als Hauptproduzenten solcher reaktiver Moleküle, spielen hierbei eine Schlüsselrolle, sowohl als Quelle oxidativen Stresses als auch als Zielstruktur von Alterungsprozessen. Die mitochondriale Dysfunktion wird heute als zentrales Kennzeichen des Alterns angesehen, das mit der Beeinträchtigung zellulärer Energiemetabolismen, der Aktivierung inflammatorischer Signalwege und der Förderung zellulärer Seneszenz einhergeht.

Besondere Aufmerksamkeit hat in den letzten Jahren auch die Rolle epigenetischer Veränderungen erlangt, die sich im Verlauf des Lebens in systematischer Weise akkumulieren. Die Veränderung von DNA-Methylierungsmustern, Histonmodifikationen und nicht-kodierenden RNAs hat weitreichende Auswirkungen auf die Genexpression und trägt maßgeblich zur funktionellen Umprogrammierung alternder Zellen bei. Diese epigenetischen Muster sind nicht nur Indikatoren für das biologische Alter, sondern eröffnen auch die Möglichkeit gezielter therapeutischer Reprogrammierung, mit dem Ziel, den Alterungsprozess zu verlangsamen oder gar umzukehren. Die Etablierung epigenetischer Uhren, welche das biologische Alter eines Individuums mit hoher Genauigkeit prognostizieren können, markiert einen bedeutenden Fortschritt in der prädiktiven Altersforschung.

Mit dem Aufkommen moderner Hochdurchsatztechnologien, darunter Transkriptomanalysen, Einzelzellsequenzierungen, Proteomics und Metabolomics, sowie dem Einsatz künstlicher Intelligenz und bioinformatischer Analyseverfahren, ist es heute möglich, alternde Zellen in ihrer funktionellen und molekularen Vielfalt wesentlich detaillierter zu charakterisieren als je zuvor. Diese Technologien erlauben es, zelluläre Alterung nicht mehr als uniformen Prozess, sondern als ein Spektrum dynamischer Zustände zu erfassen, die sich in Abhängigkeit von Zelltyp, Gewebe, Umweltfaktoren und genetischer Disposition unterscheiden. Diese neue Systembiologie des Alterns legt die Grundlage für eine individualisierte Altersmedizin, die gezielt auf die jeweils vorliegenden zellulären Alterungsphänotypen eingehen kann.

In ihrer Gesamtheit stellt die wissenschaftliche Entwicklung von der Entdeckung der Hayflick-Grenze bis zur molekularen Kartographierung des alternden Zellkerns einen beispiellosen Erkenntnisfortschritt dar, der das Verständnis biologischer Alterungsprozesse fundamental transformiert hat. Die Herausforderung der kommenden Jahre wird darin bestehen, diese Erkenntnisse in konkrete, klinisch nutzbare Interventionen zu übersetzen – sei es zur Verlängerung gesunder Lebensjahre, zur Prävention degenerativer Erkrankungen oder zur Wiederherstellung zellulärer Funktionen im hohen Alter.

1.3 Medizinische und gesellschaftliche Relevanz

Die medizinische Bedeutung der Zellalterung ergibt sich aus ihrer zentralen Rolle bei der Entstehung zahlreicher chronischer Krankheiten, die mit dem Alter assoziiert sind. Ob Herz-Kreislauf-Erkrankungen, neurodegenerative Prozesse, Krebs, metabolische Syndrome oder altersbedingte Immundefekte – die zelluläre Seneszenz ist zunehmend als pathophysiologischer Kernmechanismus dieser Krankheitsbilder anerkannt. Auch aus gesellschaftlicher Perspektive stellt die Alterung der Bevölkerung eine der größten Herausforderungen des 21. Jahrhunderts dar. Die dadurch bedingte Zunahme der Morbidität stellt nicht nur das Gesundheitssystem vor erhebliche Belastungen, sondern wirft auch ethische, ökonomische und politische Fragen auf. Vor diesem Hintergrund erscheint die gezielte Modulation der Zellalterung als ein potenziell revolutionärer Ansatz, um die Gesundheitsspanne zu verlängern, Alterskrankheiten zu vermeiden und das Altern insgesamt neu zu definieren.

1.4 Zielsetzung

Dieses Werk verfolgt das Ziel, die biologischen Grundlagen der Zellalterung umfassend darzustellen und zugleich die neuesten Entwicklungen in der Forschung sowie die daraus resultierenden therapeutischen Perspektiven zu analysieren. Der Fokus liegt dabei insbesondere auf innovativen Ansätzen zur Beeinflussung des Alterungsprozesses auf zellulärer und molekularer Ebene. Hierzu gehören pharmakologische Strategien wie die Entwicklung von Senolytika, genetische Modulationen mittels CRISPR-Technologie, epigenetische Reprogrammierung sowie systemische Interventionen durch Fastenprotokolle, Plasmatransfusionen oder Mikrobiom-Management. Ergänzt wird diese Darstellung durch eine kritische Auseinandersetzung mit den ethischen, rechtlichen und gesellschaftlichen Implikationen, die sich aus der Möglichkeit ergeben, Zellalterung gezielt zu manipulieren. Der Aufbau des Werkes folgt einer klaren Struktur: von den biologischen Grundlagen über klinische und technologische Innovationen bis hin zu Zukunftsvisionen und philosophischen Fragestellungen. Ziel ist es, ein tiefes Verständnis für die komplexen Mechanismen der Zellalterung zu vermitteln und zugleich einen Ausblick auf die Potenziale einer verjüngenden Medizin zu eröffnen.

2. Biologische Grundlagen der Zellalterung

Das Verständnis der Zellalterung beginnt mit der Analyse ihrer biologischen Grundlagen, die tief in der molekularen Architektur der Zelle verankert sind. Zelluläre Alterungsprozesse beruhen nicht auf einem einzelnen Mechanismus, sondern auf einem komplexen Zusammenspiel mehrerer biochemischer und genetischer Veränderungen, die im Laufe der Zeit auftreten und zu einer irreversiblen Funktionsänderung der betroffenen Zelle führen. Diese Prozesse können durch externe Umweltfaktoren wie Strahlung, chemische Toxine oder mechanischen Stress ausgelöst werden, entstehen jedoch auch im Rahmen des natürlichen Zellstoffwechsels. In den letzten Jahrzehnten hat sich ein präziseres Bild darüber entwickelt, welche molekularen Signale Alterung verursachen, wie diese ineinandergreifen und welche Konsequenzen sie für das Gewebe und den Gesamtorganismus haben.

2.1 Zelluläre Seneszenz: Definition und Mechanismen

Die zelluläre Seneszenz ist ein Zustand, in den Zellen eintreten, wenn sie sich nicht länger teilen können, obwohl sie weiterhin am Leben bleiben. Sie stellt eine zelluläre Antwort auf verschiedene Stressfaktoren dar, insbesondere auf DNA-Schäden, Telomerverkürzung und onkogene Signale. In diesem Zustand verlieren die Zellen ihre Fähigkeit zur Proliferation, setzen jedoch eine Vielzahl entzündungsfördernder Zytokine, Wachstumsfaktoren und proteolytischer Enzyme frei – ein Phänomen, das als seneszenzassoziiertes sekretorisches Phänomen (senescence-associated secretory phenotype) bezeichnet wird. Diese Faktoren beeinflussen die Umgebung der seneszenten Zellen nachhaltig und führen zu chronischer Entzündung, Gewebeschädigung und einer gestörten Regeneration. Obwohl die Seneszenz eine wichtige Tumorsuppressionsfunktion erfüllt, indem sie potenziell gefährliche Zellen deaktiviert, kann sie im Alter durch ihre Anhäufung zur Pathogenese vieler chronischer Erkrankungen beitragen.

2.2 Telomere und Telomerase

Eine der zentralen biologischen Uhren, die den Alterungsprozess einer Zelle bestimmen, sind die Telomere. Dabei handelt es sich um spezielle DNA-Abschnitte, die aus nichtkodierenden, sich vielfach wiederholenden Nukleotidsequenzen bestehen. Sie befinden sich am Ende jedes Chromosoms und erfüllen eine wichtige Schutzfunktion: Telomere verhindern, dass bei der DNA-Replikation wichtige genetische Information verloren geht. Darüber hinaus schützen sie die Chromosomenenden vor dem als gefährlich eingestuften Zusammenfügen mit anderen DNA-Enden, was sonst zu genetischer Instabilität führen könnte.

Jedes Mal, wenn sich eine Zelle teilt, wird die DNA in ihrem Zellkern kopiert. Aufgrund der molekularen Eigenschaften der DNA-Polymerase, also des Enzyms, das diesen Kopiervorgang durchführt, kann die Replikation an den äußersten Enden der Chromosomen jedoch nicht vollständig erfolgen. Dieser sogenannte „Endreplikations-Defekt" führt dazu, dass Telomere bei jeder Zellteilung ein kleines Stück ihrer Länge verlieren. Dieser schleichende Verlust an Telomer-DNA setzt sich mit jeder weiteren Zellteilung fort und wirkt wie eine Art molekulares Maßband, das die Teilungsgeschichte der Zelle dokumentiert.

Wenn die Telomere eine bestimmte kritische Mindestlänge unterschreiten, ist die strukturelle Integrität der Chromosomen gefährdet. Die Zelle interpretiert diesen Zustand als DNA-Schaden. Dies löst eine zelluläre Antwort aus, die entweder in einen Zustand permanenter Teilungsarrest übergeht – die sogenannte Seneszenz – oder in den programmierten Zelltod (Apoptose) mündet. Beide Prozesse dienen als Schutzmechanismen, um genetisch instabile Zellen, die ein Risiko für das Gewebe oder den Gesamtorganismus darstellen könnten, aus dem Zellverband zu entfernen.

Von besonderer Bedeutung ist in diesem Zusammenhang das Enzym Telomerase. Dabei handelt es sich um ein ribonukleoproteinbasiertes Enzym, das in der Lage ist, Telomere zu verlängern, indem es neue repetitive Sequenzen an das Chromosomenende anfügt. Die Telomerase besteht aus einer reversen Transkriptase (TERT) und einer RNA-Komponente (TERC), die als Vorlage für die DNA-Synthese dient. In embryonalen Stammzellen, Keimbahnzellen sowie in einigen adulten Stammzellen ist Telomerase aktiv und sichert dort die langfristige Teilungsfähigkeit. In den meisten somatischen Zellen des erwachsenen Organismus hingegen ist die Telomerase unterdrückt, was eine begrenzte Teilungsfähigkeit dieser Zellen bedingt.

Besonders auffällig ist die Reaktivierung der Telomerase in den meisten Krebszellen. Hier dient sie der Aufrechterhaltung unbeschränkter Zellteilungskapazität, die für das unkontrollierte Tumorwachstum typisch ist. Dieses Wissen hat zu intensiven Diskussionen über die therapeutische Nutzung der Telomerase geführt. Auf der einen Seite steht die Idee, das Enzym gezielt zu aktivieren, um alternde Zellen zu verjüngen und damit Gewebealterung oder degenerative Erkrankungen zu verlangsamen. Auf der anderen Seite birgt die Telomeraseaktivierung das Risiko, prämaligne Zellen zu stabilisieren und deren Entartung zu begünstigen. Die kontrollierte und selektive Modulation der Telomeraseaktivität stellt daher ein zentrales Forschungsziel dar.

Aktuell konzentrieren sich viele Studien auf die Entwicklung von Wirkstoffen oder gentechnischen Verfahren, mit denen die Telomerase temporär und gewebespezifisch aktiviert werden kann – idealerweise nur in Zellen, die zuvor als nicht-maligne klassifiziert wurden. Parallel dazu werden

Strategien entwickelt, die sich nicht auf die Telomerase selbst, sondern auf die Stabilisierung der Telomerstruktur oder den Schutz vor telomerinduziertem DNA-Schaden fokussieren. Dazu zählen unter anderem kleine Moleküle, RNA-Interferenzen oder epigenetische Modifikatoren, die den Telomerzustand positiv beeinflussen sollen, ohne gleichzeitig das Risiko einer Tumorentstehung zu erhöhen.

Insgesamt zeigt sich, dass die Telomere und ihre regulatorischen Netzwerke nicht nur ein präziser zellulärer Marker für das biologische Alter sind, sondern auch einen der vielversprechendsten Angriffspunkte für zukünftige Anti-Aging-Therapien darstellen. Die Herausforderung besteht darin, zwischen notwendiger zellulärer Alterung, die der Krebsprävention dient, und pathologischer, vorzeitiger Telomerverkürzung zu unterscheiden – und therapeutisch entsprechend differenziert zu handeln.

2.3 DNA-Schäden und Reparaturprozesse

Im Laufe des Zelllebens sammeln sich in der DNA zahlreiche Schäden an, die sowohl durch äußere als auch durch innere Einflüsse verursacht werden. Exogene Faktoren wie ionisierende Strahlung, ultraviolettes Licht, Umweltgifte, chemische Karzinogene und virale Infektionen können die molekulare Struktur der DNA erheblich verändern. Darüber hinaus sind es aber vor allem endogene Prozesse wie die oxidative Phosphorylierung in den Mitochondrien, die im Rahmen des zellulären Energiestoffwechsels kontinuierlich reaktive Sauerstoffspezies (ROS) freisetzen. Diese ROS können die DNA angreifen und oxidative Schäden an einzelnen Basen, Strangbrüche oder auch komplexere molekulare Umlagerungen verursachen.

Das Ausmaß und die Art dieser DNA-Schäden stehen in einem engen Zusammenhang mit der zellulären Alterung. Besonders bedeutsam sind dabei sogenannte Doppelstrangbrüche, bei denen beide Stränge des DNA-Moleküls gleichzeitig beschädigt sind. Diese Form der Schädigung gilt als besonders gefährlich, da sie die strukturelle Integrität des Genoms kompromittiert und – wenn unbehandelt oder fehlerhaft repariert – zu Chromosomenaberrationen, Genverlusten oder unkontrollierten Zellfunktionen führen kann.

Um solchen Schäden zu begegnen, verfügt die Zelle über ein hochentwickeltes, vielschichtiges DNA-Reparatursystem, das sich aus verschiedenen Signalwegen, Enzymkomplexen und regulatorischen Proteinen zusammensetzt. Zu den wichtigsten Mechanismen gehören die homologe Rekombination (HR), bei der eine identische oder nahezu identische DNA-Sequenz als Vorlage zur exakten Wiederherstellung des beschädigten Bereichs dient, sowie die nicht-homologe Endverknüpfung (NHEJ), ein schnellerer, aber fehleranfälligerer Mechanismus, bei dem die Enden von DNA-Brüchen direkt miteinander verbunden werden. Darüber hinaus existieren weitere spezialisierte

Reparaturwege wie die Basenexzisionsreparatur (BER), die Pyrimidindimer-Entfernung über den Nukleotidexzisionsweg (NER) und die Mismatch-Reparatur (MMR), die allesamt für die Erhaltung der genomischen Stabilität essenziell sind.

Mit zunehmendem Alter der Zelle und des Gesamtorganismus lässt jedoch die Effektivität dieser Reparaturmechanismen nach. Dies ist auf eine Vielzahl von Faktoren zurückzuführen, darunter die Erschöpfung bestimmter Enzymkomponenten, epigenetische Veränderungen in der Chromatinstruktur, chronischer oxidativer Stress sowie regulatorische Dysfunktionen innerhalb der zellulären Signalkaskaden. In der Folge häufen sich DNA-Schäden, die nicht oder nur unvollständig repariert werden können. Die daraus resultierende genomische Instabilität führt zu einer erhöhten Fehlerrate bei der Zellteilung, zur Reaktivierung stillgelegter genetischer Elemente und letztlich zur Initiierung von Seneszenzprozessen.

Die betroffene Zelle interpretiert schwerwiegende oder persistierende DNA-Schäden als Gefahrensignal und aktiviert ein Schutzprogramm, das die dauerhafte Beendigung der Zellteilung zur Folge hat – die sogenannte zelluläre Seneszenz. Dieser Prozess wird maßgeblich durch den Tumorsuppressor p53, das Cyclin-abhängige Kinaseinhibitor-Protein p21 sowie den DNA-Schadenssensor γ-H2AX reguliert. Ziel dieses zellulären Notfallprogramms ist es, das Überleben genetisch instabiler Zellen zu unterbinden und damit der Entstehung maligner Transformationen vorzubeugen.

Allerdings hat die Akkumulation seneszenter Zellen im Gewebe mit zunehmendem Alter auch negative Konsequenzen. Sie verändert das zelluläre Milieu, fördert chronische Entzündung und behindert Regenerationsprozesse. Damit wird deutlich: Die nachlassende Fähigkeit zur DNA-Reparatur ist nicht nur ein molekulares Kennzeichen der Zellalterung, sondern ein aktiver Mitverursacher pathophysiologischer Prozesse, die das Altern auf systemischer Ebene prägen. Die Erforschung der DNA-Reparaturnetzwerke und ihrer altersabhängigen Veränderungen stellt daher ein zentrales Ziel der Alternsforschung dar – sowohl zur besseren Diagnose des biologischen Alters als auch zur Entwicklung gezielter therapeutischer Strategien, die Alterungsprozesse verlangsamen oder kompensieren können.

2.4 Mitochondriale Dysfunktion und oxidativer Stress

Mitochondrien, häufig als die „Energiekraftwerke" der Zelle bezeichnet, spielen eine weit über den Energiestoffwechsel hinausreichende Rolle im komplexen Prozess der Zellalterung. Sie sind nicht nur für die Synthese von Adenosintriphosphat (ATP) verantwortlich – der zentralen Energiequelle biologischer Prozesse –, sondern wirken auch als integrale Schaltstellen zahlreicher zellulärer Signalwege, die das Schicksal und die Funktion der Zelle bestimmen. Ihre zentrale Bedeutung für den Alterungsprozess ergibt sich aus der Tatsache, dass sie einerseits essenziell für das zelluläre Überleben sind, andererseits aber auch eine bedeutende Quelle potenziell zellschädigender Substanzen darstellen.

Im Rahmen der oxidativen Phosphorylierung, dem letzten Abschnitt der mitochondrialen Atmungskette, wird durch Elektronentransport entlang der inneren Mitochondrienmembran ein elektrochemischer Gradient aufgebaut, der die Synthese von ATP durch die ATP-Synthase antreibt. In diesem Prozess kommt es jedoch unvermeidlich zur Bildung sogenannter reaktiver Sauerstoffspezies (ROS), wie Superoxid-Anionen, Wasserstoffperoxid oder Hydroxylradikale. Diese Moleküle besitzen ein hohes Reaktionspotenzial und können mit Lipiden, Proteinen und insbesondere mit der mitochondrialen sowie nukleären DNA chemisch interagieren, was strukturelle Schäden und funktionelle Beeinträchtigungen zur Folge hat.

In jungen und gesunden Zellen existiert ein fein abgestimmtes System antioxidativer Abwehrmechanismen, zu denen Enzyme wie Superoxiddismutase, Katalase, Glutathionperoxidase sowie verschiedene antioxidative Metabolite gehören. Diese Systeme halten die ROS-Produktion in Schach und bewahren die Zelle vor oxidativem Schaden. Mit zunehmendem Alter verliert dieses Gleichgewicht jedoch an Stabilität. Einerseits nimmt die Effizienz der antioxidativen Schutzsysteme ab, andererseits steigt die endogene Produktion reaktiver Sauerstoffspezies, unter anderem durch strukturelle Defekte in der mitochondrialen Elektronentransportkette selbst.

Dieser Prozess mündet in einen Zustand des oxidativen Stresses, der eine der Hauptursachen der altersbedingten mitochondrialen Dysfunktion darstellt. Es kommt zu einer Schädigung der mitochondrialen DNA (mtDNA), zu Lipidperoxidation an den Membranen, zu strukturellen Veränderungen der mitochondrialen Cristae und zur Freisetzung von pro-apoptotischen Faktoren wie Cytochrom c. Da Mitochondrien ihre eigene DNA besitzen, die im Vergleich zur nukleären DNA weniger effektiv geschützt und repariert wird, kumulieren Mutationen in der mtDNA besonders schnell. Diese Mutationen können sich wiederum negativ auf die Funktion mitochondrialer Proteinkomplexe auswirken, was einen Teufelskreis sich verstärkender Dysfunktion in Gang setzt.

Mitochondriale Dysfunktion ist nicht nur auf zellulärer Ebene problematisch, sondern besitzt auch weitreichende systemische Konsequenzen. Zellen mit geschädigten Mitochondrien weisen eine reduzierte ATP-Produktion auf, was die Energieversorgung essenzieller zellulärer Prozesse beeinträchtigt. Gleichzeitig kommt es zur Aktivierung von zellulären Stressantworten, etwa über die p53-Achse oder über mitochondriale UPR-Programme (unfolded protein response), die zur Induktion von Seneszenzsignalen führen. Diese Signale wiederum beeinflussen das gesamte

Gewebe- und Organmilieu, indem sie proinflammatorische Botenstoffe ausschütten und das Immunsystem aktivieren – ein Phänomen, das im Rahmen des sogenannten „inflammaging" beschrieben wird.

Hinzu kommt, dass Mitochondrien in enger Wechselwirkung mit anderen zellulären Komponenten stehen. So können mitochondriale Dysfunktionen die Kalziumhomöostase stören, epigenetische Programme beeinflussen, Autophagieprozesse hemmen und die Kommunikation zwischen Organellen wie dem endoplasmatischen Retikulum, den Lysosomen oder dem Zellkern beeinträchtigen. Auf diese Weise wirken defekte Mitochondrien nicht nur als passive Opfer der Alterung, sondern als aktive Treiber eines systemischen Funktionsverlusts, der sämtliche Zelltypen betrifft – von Immunzellen über Muskelzellen bis hin zu Neuronen.

Aus all diesen Gründen ist die mitochondriale Gesundheit zu einem zentralen Ziel der Alternsforschung geworden. Therapeutische Ansätze konzentrieren sich dabei unter anderem auf die Unterstützung mitochondrialer Biogenese durch Aktivierung von PGC-1α, auf den Einsatz mitochondriengerichteter Antioxidantien wie MitoQ oder SkQ1, auf die Förderung der Mitophagie zur gezielten Entfernung geschädigter Mitochondrien sowie auf gentechnische Strategien zur Reparatur der mtDNA. Auch pharmakologische Aktivatoren von NAD^+-abhängigen Enzymen wie Sirtuinen stehen im Fokus aktueller Studien, da sie sowohl die mitochondriale Funktion verbessern als auch Signalwege regulieren können, die eng mit der Zellalterung verbunden sind.

Insgesamt lässt sich feststellen, dass Mitochondrien nicht nur als Energieproduzenten, sondern als altersbestimmende Steuerzentren der Zelle betrachtet werden müssen. Ihre Dysfunktion wirkt als Verstärker von Zellalterung, da sie Energieproduktion, genetische Integrität, Stressantwort und Kommunikation mit anderen Zellkomponenten zugleich beeinträchtigt – ein multifaktorieller Dominoeffekt, der den alternden Organismus auf molekularer, zellulärer und systemischer Ebene tiefgreifend verändert.

2.5 Epigenetische Veränderungen und Alterung

Neben genetischen Mutationen und strukturellen DNA-Schäden rückt in den letzten Jahren ein weiteres zelluläres Regulationssystem zunehmend in den Fokus der Alternsforschung: die Epigenetik. Der Begriff bezeichnet jene molekularen Mechanismen, die die Aktivität von Genen steuern, ohne dabei die zugrunde liegende DNA-Sequenz zu verändern.

Im Gegensatz zur Genetik, die das „Alphabet" des Erbguts beschreibt, beschäftigt sich die Epigenetik mit der „Grammatik" – also mit jenen Regeln, die darüber entscheiden, welche Gene wann, wo und in welchem Ausmaß abgelesen werden. Diese Prozesse sind dynamisch, reversibel und stark durch Umweltfaktoren, Lebensstil und Alter beeinflusst.

Zentrale epigenetische Mechanismen umfassen vor allem drei große Gruppen: Erstens die **DNA-Methylierung**, bei der Methylgruppen an Cytosin-Basen der DNA angehängt werden und dadurch die Transkription benachbarter Gene hemmen oder begünstigen können. Zweitens die **Histonmodifikationen**, also chemische Veränderungen an den Eiweißmolekülen, um die die DNA gewickelt ist – diese beeinflussen die Zugänglichkeit bestimmter Genabschnitte durch Lockerung oder Verdichtung des Chromatins. Und drittens die **nicht-kodierenden RNAs**, darunter insbesondere Mikro-RNAs und lange nicht-kodierende RNAs, die als Regulatoren der Genexpression wirken, indem sie z. B. die Translation von mRNAs verhindern oder stabilisieren.

Im Kontext der Zellalterung zeigen sich in all diesen Bereichen charakteristische Veränderungen. Besonders gut untersucht ist die altersabhängige Veränderung des DNA-Methylierungsmusters. Während in manchen Bereichen des Genoms eine globale Hypomethylierung – also ein Rückgang der Methylierung – zu beobachten ist, treten in bestimmten regulatorischen Regionen gleichzeitig Hypermethylierungen auf. Diese Veränderungen betreffen häufig Gene, die für zentrale zelluläre Prozesse wie Zellzyklusregulation, DNA-Reparatur, Apoptose oder Immunfunktion zuständig sind. Der Verlust epigenetischer Präzision – also der sogenannte „epigenetische Drift" – gilt heute als ein wesentliches Kennzeichen des biologischen Alterns.

Ein besonders bemerkenswerter Fortschritt in diesem Bereich ist die Entwicklung sogenannter **epigenetischer Uhren**. Dabei handelt es sich um rechnergestützte Modelle, die anhand der DNA-Methylierungsmuster an spezifischen CpG-Stellen im Genom das biologische Alter einer Zelle oder eines Organismus mit hoher Genauigkeit bestimmen können. Zu den bekanntesten Modellen zählen die Horvath-Clock, die Hannum-Clock sowie die weiterentwickelten Varianten wie PhenoAge oder GrimAge, die zusätzlich gesundheitsbezogene Risikofaktoren einbeziehen. Diese epigenetischen Uhren liefern weit mehr als nur diagnostische Information – sie eröffnen auch die Möglichkeit, den Effekt therapeutischer Interventionen auf molekularer Ebene direkt zu quantifizieren.

Aus funktioneller Sicht sind epigenetische Veränderungen keineswegs rein passiver Ausdruck des Alterns, sondern spielen eine aktive Rolle in dessen Ausprägung. Sie können dazu beitragen, dass ursprünglich stille Gene wieder aktiviert werden, etwa Retrotransposons oder entwicklungsspezifische Programme, was zu Instabilität und Fehlfunktionen führt. Umgekehrt kann eine ungewollte Inaktivierung von Tumorsuppressorgenen oder DNA-Reparaturgenen durch epigenetische Silencing-Mechanismen das Risiko altersassoziierter Erkrankungen erhöhen. In diesem

Spannungsfeld zwischen reversibler Plastizität und unkontrollierter Deregulierung liegt die besondere Bedeutung epigenetischer Prozesse für die Alternsforschung.

Therapeutisch eröffnet sich hier ein vielversprechender Zugang zur Beeinflussung des biologischen Alters. Erste Ansätze setzen auf **epigenetische Reprogrammierung**, bei der durch gezielte Aktivierung spezifischer Transkriptionsfaktoren (etwa der Yamanaka-Faktoren) eine Teilrückkehr in einen jugendlicheren epigenetischen Zustand erreicht werden soll – ohne dabei die Zellidentität vollständig zu löschen. Andere Strategien konzentrieren sich auf kleine Moleküle, die epigenetische Modifikationen direkt beeinflussen können, etwa durch Hemmung von Histondeacetylasen oder DNA-Methyltransferasen. Diese Eingriffe sind jedoch mit großer Vorsicht zu betrachten, da sie nicht nur verjüngende Effekte, sondern auch unerwünschte epigenetische Entgleisungen zur Folge haben können.

Insgesamt lässt sich festhalten, dass epigenetische Veränderungen ein zentrales Bindeglied zwischen Umwelt, Stoffwechsel und Zellfunktion darstellen. Sie tragen entscheidend zur Festlegung des zellulären Alterungsstatus bei und bieten eine der elegantesten Möglichkeiten, den molekularen Verlauf des Alterns sichtbar, messbar und in gewissem Umfang auch kontrollierbar zu machen. Die weitere Erforschung dieser Mechanismen – insbesondere im Hinblick auf ihr therapeutisches Potenzial – zählt zweifellos zu den dynamischsten und zukunftsweisendsten Feldern der modernen Altersforschung.

2.6 Literaturverzeichnis (Kapitel 2)

Blackburn, E. H., Epel, E. S., & Lin, J. (2015). Human telomere biology: A contributory and interactive factor in aging, disease risks, and protection. *Science*, 350(6265), 1193–1198. https://doi.org/10.1126/science.aab3389

Campisi, J. (2013). Aging, cellular senescence, and cancer. *Annual Review of Physiology*, 75, 685–705. https://doi.org/10.1146/annurev-physiol-030212-183653

Childs, B. G., Durik, M., Baker, D. J., & van Deursen, J. M. (2015). Cellular senescence in aging and age-related disease: From mechanisms to therapy. *Nature Medicine*, 21(12), 1424–1435. https://doi.org/10.1038/nm.4000

Finkel, T., Serrano, M., & Blasco, M. A. (2007). The common biology of cancer and ageing. *Nature*, 448(7155), 767–774. https://doi.org/10.1038/nature05985

Gomes, A. P., Price, N. L., & Sinclair, D. A. (2013). Nutrient sensing, metabolic signaling, and aging. *Cell*, 155(6), 1339–1355. https://doi.org/10.1016/j.cell.2013.11.037

Harman, D. (1956). Aging: A theory based on free radical and radiation chemistry. *Journal of Gerontology*, 11(3), 298–300. https://doi.org/10.1093/geronj/11.3.298

Hayflick, L. (1965). The limited in vitro lifetime of human diploid cell strains. *Experimental Cell Research*, 37(3), 614–636. https://doi.org/10.1016/0014-4827(65)90211-9

Lopez-Otin, C., Blasco, M. A., Partridge, L., Serrano, M., & Kroemer, G. (2013). The hallmarks of aging. *Cell*, 153(6), 1194–1217. https://doi.org/10.1016/j.cell.2013.05.039

Lu, A. T., Quach, A., Wilson, J. G., Reiner, A. P., Aviv, A., Raj, K., ... & Horvath, S. (2019). DNA methylation GrimAge strongly predicts lifespan and healthspan. *Aging*, 11(2), 303–327. https://doi.org/10.18632/aging.101684

Passos, J. F., & von Zglinicki, T. (2006). Oxygen free radicals in cell senescence: Are they signal transducers? *Free Radical Research*, 40(12), 1277–1283. https://doi.org/10.1080/10715760600911132

Shay, J. W., & Wright, W. E. (2019). Telomeres and telomerase: Three decades of progress. *Nature Reviews Genetics*, 20(5), 299–309. https://doi.org/10.1038/s41576-019-0099-1

Terman, A., & Brunk, U. T. (2006). Oxidative stress, accumulation of biological 'garbage', and aging. *Antioxidants & Redox Signaling*, 8(1-2), 197–204. https://doi.org/10.1089/ars.2006.8.197

Vijg, J., & Suh, Y. (2013). Genome instability and aging. *Annual Review of Physiology*, 75, 645–668. https://doi.org/10.1146/annurev-physiol-030212-183715

3. Systemische Auswirkungen der Zellalterung

Die zelluläre Alterung stellt nicht nur ein isoliertes Ereignis auf zellulärer Ebene dar, sondern entfaltet Effekte auf der Ebene ganzer Gewebe, Organe und schließlich des Gesamtorganismus. Im Verlauf des Lebens akkumulieren in den verschiedenen Organen und Systemen seneszente Zellen, deren biologische Aktivitäten nicht nur ihre eigene Funktion einschränken, sondern auch das umliegende Gewebe nachhaltig beeinflussen. Diese systemische Ausbreitung zellulärer Alterungsprozesse ist maßgeblich an der Entstehung altersassoziierter Krankheiten beteiligt und trägt zur schrittweisen funktionellen Dekompensation des Organismus bei. Es ist daher von zentraler Bedeutung, die Auswirkungen zellulärer Seneszenz auf einzelne Systeme differenziert zu betrachten, um ein ganzheitliches Verständnis des Alterungsprozesses zu gewinnen.

3.1 Immunoseneszenz und inflammatorisches Altern

Das Immunsystem ist eines der dynamischsten und zugleich empfindlichsten Systeme des menschlichen Körpers. Im Laufe des Lebens unterliegt es strukturellen und funktionellen Veränderungen, die weit über eine bloße Abnahme der Abwehrkraft hinausgehen. Dieses Phänomen wird als **Immunoseneszenz** bezeichnet und beschreibt jene altersbedingten Umbauprozesse, die die

Immunfunktion auf zellulärer, molekularer und systemischer Ebene grundlegend verändern. Immunoseneszenz ist heute als ein Schlüsselfaktor der biologischen Alterung anerkannt – sie beeinflusst nicht nur die Anfälligkeit gegenüber externen Erregern, sondern wirkt sich auch direkt auf die Entstehung chronisch-degenerativer Erkrankungen, Autoimmunprozesse und Tumorentstehung aus.

Ein zentrales Merkmal der Immunoseneszenz ist der Rückgang der **adaptiven Immunantwort**, also jener Abwehrmechanismen, die auf spezifischer Erkennung und Gedächtnisbildung beruhen. Besonders betroffen sind die **T-Lymphozyten**, vor allem die sogenannten *naiven T-Zellen*, die für die primäre Immunantwort auf neuartige Pathogene notwendig sind. Mit zunehmendem Alter nimmt ihre Anzahl deutlich ab, was zum einen mit der Rückbildung des Thymus (Thymusinvolution) und zum anderen mit der chronischen Antigenexposition im Laufe des Lebens zusammenhängt. Parallel dazu zeigt sich eine Vermehrung sogenannter *spätdifferenzierter, oft dysfunktionaler T-Zell-Klone*, die häufig auf virale Dauerbelastungen wie Cytomegalievirus (CMV) zurückgehen. Auch **B-Zellen**, die Antikörper produzieren, zeigen im Alter eine eingeschränkte Vielfalt, reduzierte Affinitätsreifung und verminderte Antikörperproduktion, was insbesondere zu einer abgeschwächten Impfantwort beiträgt.

Auch die **angeborene Immunantwort**, die als erste Barriere gegen Infektionen dient, wird durch den

Alterungsprozess beeinflusst. Neutrophile Granulozyten, Makrophagen und dendritische Zellen zeigen im Alter eine verminderte Fähigkeit zur Phagozytose, Antigenpräsentation und Zytokinproduktion. Darüber hinaus ist die Kommunikation zwischen verschiedenen Immunzelltypen gestört – Signalwege, die normalerweise eine koordinierte Reaktion auf Infektionen oder Gewebeschäden ermöglichen, sind im Alter oft dysreguliert. Diese funktionellen Defizite gehen paradoxerweise häufig mit einer **chronisch erhöhten, aber ineffizienten Immunaktivität** einher, die nicht nur das Gewebe belastet, sondern auch zur Erschöpfung regulatorischer Systeme führt.

Ein besonders auffälliges und mittlerweile gut dokumentiertes Merkmal der Immunoseneszenz ist die Entwicklung eines **niedrigschwelligen, chronisch-entzündlichen Zustands**, der unter dem Begriff „inflammaging" bekannt geworden ist. Dabei handelt es sich nicht um eine akute Entzündungsreaktion im klassischen Sinne, sondern um eine dauerhafte, systemische und subklinische Entzündungsbereitschaft, die mit einer erhöhten Produktion von proinflammatorischen Zytokinen wie Interleukin-6 (IL-6), Tumornekrosefaktor-alpha (TNF-α) und C-reaktivem Protein (CRP) einhergeht. Diese Entzündung wird wesentlich durch **seneszente Zellen** getriggert, die – obwohl sie sich nicht mehr teilen – einen aktiven, sekretorischen Phänotyp ausbilden. Dieser sogenannte **senescence-associated secretory phenotype (SASP)** ist gekennzeichnet durch die

Abgabe von entzündungsfördernden Botenstoffen, Matrix-modifizierenden Enzymen und Chemokinen, die das umgebende Gewebe negativ beeinflussen.

Die chronische Entzündung, die durch diesen Mechanismus entsteht, trägt wesentlich zur Progression vieler altersbedingter Erkrankungen bei. Dazu zählen **Arteriosklerose**, **Typ-2-Diabetes**, **Alzheimer-Krankheit**, **Sarkopenie** und **Osteoporose**, ebenso wie eine gesteigerte Tumorentstehung infolge der dauerhaften Reizung von Zellteilungsprozessen im entzündlichen Mikromilieu. Auch auf die Regeneration wirkt sich die inflammatorische Signatur negativ aus: Stammzellnischen werden gestört, Heilungsprozesse verlangsamt, und Gewebe erneuert sich unvollständig oder fehlerhaft.

Insgesamt zeigt sich, dass Immunoseneszenz kein isoliertes Phänomen des Abwehrsystems ist, sondern ein integraler Bestandteil der systemischen Alterung. Sie steht im direkten Austausch mit endokrinen, metabolischen und neurologischen Prozessen und verstärkt Alterung auf multiplen Ebenen. Die gezielte Modulation immunologischer Alterungsprozesse – etwa durch Senolytika, immunmetabolische Interventionen oder epigenetische Reprogrammierung – zählt daher zu den zentralen Strategien der modernen Altersmedizin. Parallel dazu gewinnen personalisierte Impfprogramme, immunologische Frühdiagnostik und Lifestyle-Interventionen zunehmend an Bedeutung, um der altersbedingten Abwehrschwäche präventiv zu begegnen.

3.2 Alterung des Nervensystems

Das zentrale Nervensystem zählt zu den am stärksten vom Alterungsprozess betroffenen Organsystemen. Diese besondere Vulnerabilität erklärt sich aus mehreren Faktoren: Zum einen besteht eine äußerst geringe regenerative Kapazität, da ausdifferenzierte **Neuronen** im Erwachsenenalter in der Regel nicht mehr zur Zellteilung befähigt sind. Zum anderen bleiben diese Zellen über Jahrzehnte hinweg metabolisch hochaktiv und stehen damit dauerhaft unter dem Einfluss von oxidativem Stress, energetischer Belastung und zellulären Reparaturmechanismen. Bereits geringe funktionelle Störungen oder strukturelle Schäden können deshalb erhebliche Auswirkungen auf die neuronale Netzwerkintegrität und kognitive Leistungsfähigkeit haben.

Mit fortschreitendem Alter kommt es zu einem allmählichen **Verlust der synaptischen Plastizität** – also jener Fähigkeit des Nervensystems, sich strukturell und funktionell an neue Reize, Lernvorgänge oder Verletzungen anzupassen. Diese Abnahme betrifft sowohl die Dichte und Effizienz synaptischer Verbindungen als auch die Dynamik der Signalübertragung zwischen Neuronen. Besonders relevant ist dieser Prozess im **Hippocampus**, einem Areal, das entscheidend für Gedächtnisbildung und räumliche

Orientierung ist. Dort nimmt im Alter nicht nur die synaptische Aktivität ab, sondern auch die **Neurogenese**, also die Bildung neuer Nervenzellen aus neuronalen Stammzellen in der subgranulären Zone des Gyrus dentatus. Auch die subventrikuläre Zone, die an der Entstehung olfaktorischer Neuronen beteiligt ist, zeigt eine altersabhängige Reduktion ihrer regenerativen Aktivität.

Parallel zu diesen funktionellen Einschränkungen kommt es zu einer **Akkumulation neurotoxischer Proteine**, insbesondere von **Beta-Amyloid** und **hyperphosphoryliertem Tau**. Diese Proteine können in pathologischer Form nicht ausreichend abgebaut werden, lagern sich zwischen oder innerhalb von Nervenzellen ab und beeinträchtigen deren Struktur, Signalweiterleitung und Überlebensfähigkeit. Solche Veränderungen sind nicht nur mit dem normalen kognitiven Altern assoziiert, sondern bilden auch die molekularen Grundlagen neurodegenerativer Erkrankungen wie Morbus Alzheimer oder frontotemporaler Demenz.

Ein zunehmend erforschtes Element der neuronalen Alterung ist die Rolle **seneszenter Zellen im zentralen Nervensystem**. Anders als lange angenommen, betrifft zelluläre Seneszenz nicht nur proliferative Zelltypen, sondern auch **postmitotische Zellen** können seneszenzähnliche Phänotypen entwickeln. Besonders im Fokus stehen hierbei **Astrozyten**, **Mikrogliazellen** und gelegentlich auch **Oligodendrozytenvorläuferzellen**. Diese glialen

Zelltypen übernehmen essenzielle Aufgaben für die neuronale Homöostase: Sie regulieren das ionische Milieu, räumen beschädigte Zellfragmente ab, steuern Entzündungsreaktionen und modifizieren synaptische Netzwerke.

Mit zunehmendem Alter zeigen insbesondere **Mikroglia** eine chronisch aktivierte, proinflammatorische Ausrichtung, bei der sie vermehrt Zytokine wie IL-1β, TNF-α oder IL-6 ausschütten. Diese permanente Aktivierung, gepaart mit einem Verlust an phagozytischer Kapazität, führt zu einem **entzündlichen Mikromilieu**, das nicht nur die Funktion umliegender Neuronen beeinträchtigt, sondern auch die Neurogenese und synaptische Plastizität hemmt. Ein ähnliches Muster lässt sich bei **seneszenten Astrozyten** beobachten, die ihre trophischen Funktionen einbüßen und vermehrt sogenannte **SASP-Komponenten** (senescence-associated secretory phenotype) produzieren. Diese können oxidativen Stress verstärken, Mitochondrien destabilisieren und die neuronale Kommunikation stören.

Die Summe dieser Prozesse führt zu einem Zustand **neuronaler Dysfunktion**, der sich klinisch in Form von Vergesslichkeit, Aufmerksamkeitsdefiziten, verlangsamter Informationsverarbeitung und erhöhter emotionaler Labilität manifestieren kann. Gleichzeitig erhöht die chronische Entzündung die Anfälligkeit für **neurodegenerative Erkrankungen** wie Morbus Alzheimer, Parkinson oder amyotrophe Lateralsklerose (ALS). Es wird angenommen, dass der neurodegenerative Verlauf durch die Interaktion genetischer Prädispositionen mit altersbedingten, seneszenzvermittelten Umweltfaktoren verstärkt wird.

Aktuelle experimentelle Modelle legen nahe, dass die **gezielte Entfernung seneszenter Zellen im ZNS** – etwa durch selektive Senolytika – potenziell neuroprotektive Effekte entfalten könnte. In Tiermodellen konnten durch solche Eingriffe kognitive Funktionen verbessert, Entzündungsmarker reduziert und neuronale Plastizität zumindest teilweise wiederhergestellt werden. Die Herausforderung in der klinischen Anwendung liegt jedoch in der Komplexität des zentralen Nervensystems: Eingriffe in gliale Netzwerke können unbeabsichtigte Nebenwirkungen haben, insbesondere wenn seneszente Zellen gleichzeitig Schutzfunktionen ausüben. Daher befinden sich entsprechende therapeutische Strategien noch in der präklinischen oder frühen klinischen Testung, begleitet von intensivierter Forschung zu Sicherheit, Zielgenauigkeit und Langzeitfolgen.

Insgesamt zeigt sich, dass die Alterung des zentralen Nervensystems kein lineares Phänomen des Abbaus ist, sondern ein hochkomplexes Zusammenspiel zwischen strukturellem Umbau, funktioneller Umorganisation, proteotoxischer Belastung und immunologischer Fehlsteuerung. Die gezielte Modulation seneszenter Zellpopulationen im Gehirn stellt in diesem Kontext einen vielversprechenden, wenngleich auch herausfordernden Ansatz dar, um kognitive Gesundheit im Alter zu erhalten oder wiederherzustellen.

3.3 Alterungsprozesse in Haut, Herz-Kreislauf-System und Muskulatur

Die Alterung des menschlichen Körpers ist nicht nur ein innerer biologischer Prozess, sondern manifestiert sich deutlich sichtbar an verschiedenen Geweben und Organen. Besonders auffällig ist sie an der Haut, doch auch tiefgreifende Veränderungen im Herz-Kreislauf-System und in der Skelettmuskulatur prägen das klinische Bild des Alterns. Allen gemeinsam ist die zunehmende Präsenz seneszenter Zellen, die nicht nur durch Funktionsverlust, sondern auch durch aktive Beeinflussung ihrer Mikroumgebung zur systemischen Alterung beitragen.

Die Haut gilt als eines der am besten untersuchten Modelle zur Beobachtung von Zellalterung im Geweberverband, da sie als äußere Hülle des Körpers direkt zugänglich ist und Alterungszeichen sichtbar in Erscheinung treten. In der Dermis und Epidermis kommt es mit zunehmendem Alter zu funktionellen Einschränkungen verschiedener Zelltypen, insbesondere von **Fibroblasten**, **Keratinozyten** und **Melanozyten**. Seneszente Fibroblasten zeigen eine verminderte Proliferationsfähigkeit und eine reduzierte Produktion der extrazellulären Matrix, insbesondere von Kollagen, Elastin und Hyaluronsäure. Dies führt zu strukturellem Abbau, Hauterschlaffung, Faltenbildung und einer verminderten Widerstandskraft gegenüber mechanischen Einflüssen.

Keratinozyten verlieren im Alter ihre Fähigkeit zur raschen Differenzierung und Regeneration, was die Wundheilung deutlich verzögert und die Barrierefunktion der Haut beeinträchtigt. Melanozyten, die für die Pigmentbildung verantwortlich sind, zeigen eine ungleichmäßige Verteilung und Funktion, was zu typischen Pigmentveränderungen führt. Hinzu kommt die vermehrte Ausschüttung proinflammatorischer Mediatoren durch seneszente Hautzellen, insbesondere durch SASP (senescence-associated secretory phenotype), wodurch ein entzündliches Mikromilieu entsteht. Dieses trägt nicht nur zur Gewebealterung bei, sondern erhöht auch die Anfälligkeit für Hauttumoren, da die dauerhafte Aktivierung von Signalwegen wie NF-$\varkappa$B und p38-MAPK mit einer erhöhten Mutationstoleranz und Wachstumsstimulation assoziiert ist.

Im Herz-Kreislauf-System zeigen sich ebenfalls ausgeprägte altersabhängige Veränderungen, die sowohl struktureller als auch funktioneller Natur sind. Besonders betroffen sind **Endothelzellen**, die die Innenwand der Blutgefäße auskleiden, sowie **glatte Muskelzellen** und **adventitielle Fibroblasten** in den Gefäßwänden. Im Alter verlieren Endothelzellen ihre Fähigkeit zur vasodilatatorischen Antwort, insbesondere durch eine verminderte Produktion von Stickstoffmonoxid (NO), das ein zentraler Mediator der Gefäßweitstellung ist. Gleichzeitig nimmt die Reaktionsfähigkeit auf blutdruckregulierende Signale ab, und es kommt zu einer Dysregulation des endothelabhängigen Tonus.

Seneszente Endothelzellen schütten vermehrt proinflammatorische und profibrotische Faktoren aus, was die Rekrutierung von Immunzellen und die Einlagerung extrazellulärer Matrixbestandteile in der Gefäßwand begünstigt. Daraus resultieren **Gefäßsteifigkeit, intimale Verdickung** und **Arteriosklerose**, die maßgeblich das Risiko für **Hypertonie, Myokardinfarkt, Schlaganfall** und **periphere arterielle Verschlusskrankheiten** erhöhen. Auch das Myokard selbst unterliegt altersbedingten Veränderungen: Die Regenerationsfähigkeit des Herzens nach ischämischen Ereignissen ist durch eine verminderte Aktivität kardiomyozytärer Vorläuferzellen sowie durch eine Zunahme von Fibrosen eingeschränkt. Darüber hinaus zeigen Herzfibroblasten im Alter eine Umstellung ihres Sekretionsprofils auf eine matrixreiche und entzündungsfördernde Ausprägung.

Die Skelettmuskulatur wird im Alter nicht nur schwächer, sondern auch strukturell instabiler – ein Prozess, der unter dem Begriff **Sarkopenie** zusammengefasst wird. Dieser Begriff beschreibt den altersbedingten Verlust an Muskelmasse, -kraft und -funktion. Neben dem quantitativen Rückgang spielt die qualitative Veränderung der Muskelfasern eine entscheidende Rolle. Besonders betroffen sind Typ-II-Fasern (schnell kontrahierende Muskelfasern), die sich im Alter selektiv abbauen, während Typ-I-Fasern (langsam kontrahierende Fasern) relativ besser erhalten bleiben. Die Ursache liegt unter anderem in einer Kombination aus **mitochondrialer Dysfunktion, chronisch niedriggradiger Entzündung (inflammaging) und hormonellen Veränderungen**, etwa im Bereich der Androgene, Wachstumshormone und IGF-1-Achse.

Eine zentrale Rolle spielen dabei **seneszente Satellitenzellen**, also die Stammzellen der Muskulatur, die im jungen Organismus für das Muskelwachstum und die Regeneration nach Belastung oder Verletzung verantwortlich sind. Mit zunehmendem Alter verlieren diese Zellen ihre Teilungsfähigkeit und ihr Differenzierungspotenzial, was die Regeneration nach Muskeltrauma stark einschränkt. Die Abnahme funktioneller Muskelmasse führt zu einer **Reduktion der Mobilität**, zu **Haltungsinstabilitäten** und zu einem deutlich erhöhten Risiko für **Stürze, Frakturen** und **Pflegebedürftigkeit**, insbesondere im Kontext von Multimorbidität und Gebrechlichkeit.

Zusammengenommen zeigen diese drei Gewebesysteme – Haut, Herz-Kreislauf-System und Muskulatur – auf eindrückliche Weise, wie weitreichend die zelluläre Alterung biologische Funktionalität beeinflussen kann. Die gezielte Modulation seneszenter Zellen in diesen Geweben gilt daher als vielversprechender therapeutischer Ansatz. In präklinischen Modellen konnte durch den Einsatz von Senolytika eine Verbesserung der Gewebestruktur, der Regenerationsfähigkeit und der Organfunktion erzielt werden.

Dennoch bedarf es weiterer Forschung, um diese Ansätze sicher und wirksam in die klinische Anwendung zu übertragen.

3.4 Tabellarische Übersicht gewebespezifischer Alterungsmerkmale basierend auf den ausführlichen Textinhalten

Gewebespezifische Alterungsmerkmale

Gewebe/Organ	Zelltypen	Zelluläre Veränderungen	Funktionelle Konsequenzen
Haut	Fibroblasten, Keratinozyten, Melanozyten	Verminderte Proliferation, reduzierte extrazelluläre Matrixproduktion, erhöhte SASP-Aktivität	Faltenbildung, Elastizitätsverlust, verzögerte Wundheilung, erhöhte Tumoranfälligkeit
Herz-Kreislauf-System	Endothelzellen, glatte Muskelzellen, Gefäßfibroblasten	Endotheliale Dysfunktion, verminderte NO-Produktion, Gefäßversteifung, proinflammatorische Sekretion	Arteriosklerose, Hypertonie, erhöhtes Risiko für Myokardinfarkt und Schlaganfall, verringerte Regenerationsfähigkeit

Gewebe/Organ	Zelltypen	Zelluläre Veränderungen	Funktionelle Konsequenzen
Skelettmuskulatur	Muskelfasern (Typ I und II), Satellitenzellen	Mitochondriale Dysfunktion, chronische Inflammation, Verlust regenerativer Kapazität	Sarkopenie, Mobilitätseinschränkungen, erhöhtes Sturz- und Frakturrisiko, Pflegebedürftigkeit

3.5 Zellalterung und Krebserkrankungen

Die Beziehung zwischen Zellalterung und Krebs ist komplex und vielschichtig – sie lässt sich am treffendsten als ambivalent beschreiben. Während die zelluläre Seneszenz in ihrer ursprünglichen Funktion als **tumorprotektiver Mechanismus** betrachtet werden kann, zeigen sich unter bestimmten Bedingungen auch **pro-tumorale Effekte**, die das Risiko für die Entstehung und das Fortschreiten maligner Erkrankungen erhöhen. Diese widersprüchliche Doppelfunktion macht die Seneszenz zu einem besonders kritischen Element im Verständnis der Tumorbiologie älterer Organismen.

Im Zentrum der krebsverhindernden Wirkung steht die Fähigkeit seneszenter Zellen, **ihre Teilung dauerhaft zu beenden**, sobald sie durch DNA-Schäden, onkogene Signale oder Telomerverkürzung als potenziell gefährlich erkannt werden. Dieser irreversible Zellzyklusarrest verhindert die unkontrollierte Proliferation genetisch instabiler Zellen und stellt damit eine wichtige Barriere gegen die maligne Transformation dar. Mechanistisch wird dieser Prozess über zentrale Tumorsuppressoren wie **p53**, **p21** und **p16INK4a** vermittelt, die als molekulare „Wächter" fungieren und die Einleitung der Seneszenz aktiv steuern. In jungen Organismen ist dieser Mechanismus hocheffektiv und trägt entscheidend zur **Tumorprävention** bei.

Mit zunehmendem Alter verändert sich jedoch die Rolle seneszenter Zellen im Gewebeumfeld. Anders als apoptotische Zellen, die rasch entfernt werden, verbleiben seneszente Zellen häufig über längere Zeiträume im Gewebe, da ihre Immunbeseitigung – insbesondere durch natürliche Killerzellen und Makrophagen – mit dem Alter an Effizienz verliert. Die so entstehenden Zellansammlungen entwickeln einen charakteristischen **senescence-associated secretory phenotype (SASP)**, der durch die Ausschüttung zahlreicher bioaktiver Moleküle wie **proinflammatorische Zytokine (z. B. IL-6, IL-8, TNF-α)**, **Wachstumsfaktoren (z. B. VEGF)** und **Matrix-modifizierende Enzyme (z. B. MMPs)** gekennzeichnet ist.

Dieses durch SASP geprägte **entzündliche, immunologisch aktive und gewebsverändernde Mikromilieu** kann unter bestimmten Umständen **tumorfördernd** wirken. Es stimuliert die **Angiogenese**, also die Neubildung von Blutgefäßen, die das Tumorwachstum versorgen; es fördert die **epitheliale-mesenchymale Transition**, einen kritischen Schritt in der Metastasierung; es begünstigt **Gewebeumbauprozesse**, die die extrazelluläre Matrix destabilisieren; und es kann sogar die **Proliferation benachbarter prämaligner Zellen** induzieren, indem es sie mit promitogenen Signalen versorgt. Besonders problematisch wird dies in Geweben älterer Menschen, in denen sich seneszente Zellen über Jahrzehnte hinweg ansammeln können, ohne effektiv eliminiert zu werden. Diese **chronische Präsenz seneszenter Zellen** wird zunehmend als zentraler Risikofaktor für die **spätmanifestierende Tumorentwicklung im Alter** diskutiert.

Hinzu kommt, dass auch viele onkologische Therapien, etwa **Bestrahlung oder bestimmte Chemotherapeutika**, selbst **Seneszenz induzieren** – ein Phänomen, das als **therapieinduzierte Seneszenz (therapy-induced senescence, TIS)** bezeichnet wird. Obwohl TIS in der akuten Tumorbekämpfung nützlich sein kann, weil sie die Teilung bösartiger Zellen unterbindet, hat sie langfristig potenziell schädliche Effekte: Seneszente Tumorzellen können in seltenen Fällen ihre Teilung wieder aufnehmen, was zur **Tumorrückkehr (Rezidiv)** führen kann. Darüber hinaus verändert TIS die **Tumormikroumgebung**, was zur **Therapieresistenz**, **Entzündungsaktivierung** und sogar zur Reprogrammierung benachbarter Zellen beitragen kann.

In diesem Spannungsfeld zwischen tumorprotektiver und tumorpromovierender Wirkung rückt die gezielte **Elimination seneszenter Zellen** – insbesondere durch sogenannte **Senolytika** – zunehmend in den Fokus der onkologischen Forschung. Erste experimentelle Modelle zeigen, dass die Entfernung seneszenter Zellen nach Chemotherapie die Entstehung sekundärer Tumoren reduzieren und die Geweberegeneration verbessern kann. Auch in Kombination mit Immuncheckpoint-Inhibitoren oder antiangiogenen Therapien wird der Einsatz von Senolytika erprobt.

Jedoch ist dieser Ansatz keineswegs risikofrei: Eine undifferenzierte Elimination seneszenter Zellen könnte auch **schützende Effekte** zunichtemachen oder **unerwünschte Immunreaktionen** hervorrufen.

Die Zukunft der Tumorbehandlung könnte daher in einer **individualisierten, dynamischen Steuerung der Seneszenzprozesse** liegen – mit präziser Abwägung, wann und wo Seneszenz therapeutisch induziert, stabilisiert oder eliminiert werden sollte. Dieses Konzept verlangt nach einer differenzierten Diagnostik, nach zuverlässigen Seneszenzmarkern, nach besserer Charakterisierung des SASP-Spektrums und nach einer tieferen Kenntnis der zellulären Interaktionen in der Tumormikroumgebung.

3.6 Aktuelle Studien

Zelluläre Seneszenz und Krebs stehen in einer zunehmend intensiven wissenschaftlichen Betrachtung, nicht nur wegen ihrer theoretischen Verbindung, sondern vor allem aufgrund wachsender experimenteller Evidenz aus aktuellen Studien. Eine Reihe internationaler Forschungsprojekte beleuchtet die vielschichtige Rolle seneszenter Zellen in der Krebsbiologie und deren mögliche therapeutische Relevanz.

Ein besonders aufschlussreiches Beispiel liefert eine Forschungsgruppe der **Charité Berlin**, die herausfand, dass Tumorzellen nach einer Chemotherapie in einen seneszenten Zustand übergehen können. Dieser Zustand, ursprünglich als therapeutisch erwünscht betrachtet, weil er das Wachstum der Tumorzellen hemmt, erweist sich in der Folgezeit als potenziell gefährlich. Einige dieser Zellen zeigten eine Fähigkeit zur Reaktivierung und entwickelten dabei sogar aggressivere Eigenschaften, was langfristig zur Therapieresistenz und zu Rückfällen führen kann. Die damit verbundene Veränderung der Tumormikroumgebung wird als kritischer Faktor für das Wiederauftreten von Tumoren diskutiert.

Im Rahmen des vom Bundesministerium für Bildung und Forschung geförderten **SASKit-Projekts** untersuchen deutsche Wissenschaftler die Rolle seneszenter Zellen im Zusammenhang mit Bauchspeicheldrüsenkrebs und ischämischem Schlaganfall. Ziel dieses Projekts ist es, ein molekulares Diagnostiksystem zu entwickeln, das seneszente Zellen frühzeitig identifiziert, um eine personalisierte Therapie zu ermöglichen. Dabei liegt der Fokus auf der Entwicklung sogenannter Seneszenz-Biomarker, die sowohl für die Krebsdiagnostik als auch für die Beurteilung des biologischen Alters und die Abschätzung der Krankheitsprogression relevant sein könnten.

Weitere Studien beschäftigen sich mit der **Anwendung von Senolytika in tierexperimentellen Modellen**. So zeigte die topische Anwendung des Senolytikums ABT-263 auf die Haut gealterter Mäuse eine signifikante Verbesserung der Wundheilung. Gleichzeitig reduzierten sich die Anzeichen zellulärer Seneszenz in der Haut, was auf eine direkte Wirksamkeit der Substanz auf seneszente Zellpopulationen hinweist. Diese Ergebnisse deuten an, dass die gezielte Entfernung seneszenter Zellen nicht nur kosmetische, sondern auch funktionelle regenerative Effekte haben kann – ein Konzept, das sich auf onkologische Gewebe übertragen lässt.

Ein weiterer Forschungsstrang widmet sich den möglichen **neuroprotektiven Wirkungen von Senolytika**. So werden beispielsweise Dasatinib und Quercetin in klinischen Studien im Zusammenhang mit neurodegenerativen Erkrankungen untersucht, wobei auch hier seneszente Zellen als pathophysiologisch relevante Zielstrukturen identifiziert wurden. Da seneszente Zellen sowohl in degenerativen Erkrankungen des Gehirns als auch in Tumoren auftreten und dort ähnliche entzündungsfördernde Effekte entfalten, lassen sich aus diesen Studien auch Rückschlüsse für die Onkologie ziehen.

Zur methodischen Standardisierung wurde zudem ein internationales Regelwerk, die sogenannten **MICSE-Leitlinien**, entwickelt. Diese dienen der einheitlichen Identifikation, Quantifizierung und funktionellen Analyse seneszenter Zellen in vivo. Die Anwendung dieser Leitlinien in der onkologischen Forschung ermöglicht es, Seneszenzprozesse differenzierter zu erfassen, ihre Wechselwirkungen mit Tumorzellen systematisch zu untersuchen und Therapien gezielter zu steuern.

In der Gesamtschau zeigen diese aktuellen Forschungsarbeiten, dass die gezielte Manipulation seneszenter Zellen – ob durch deren Elimination, Reprogrammierung oder immunologische Kontrolle – ein vielversprechender, aber auch komplexer und risikobehafteter therapeutischer Ansatz in der Onkologie sein kann. Entscheidend wird dabei nicht nur das „Ob", sondern vor allem das „Wann", „Wo" und „Wie" solcher Eingriffe sein. Nur durch ein tiefes Verständnis der seneszenzassoziierten Mikroumgebung, der Reversibilität einzelner Seneszenzformen und der Interaktion mit dem Immunsystem wird es gelingen, diese Strategie in der klinischen Onkologie erfolgreich und sicher einzusetzen.

3.7 Gegenüberstellung tumorhemmender und tumorfördernder Wirkungen seneszenter Zellen

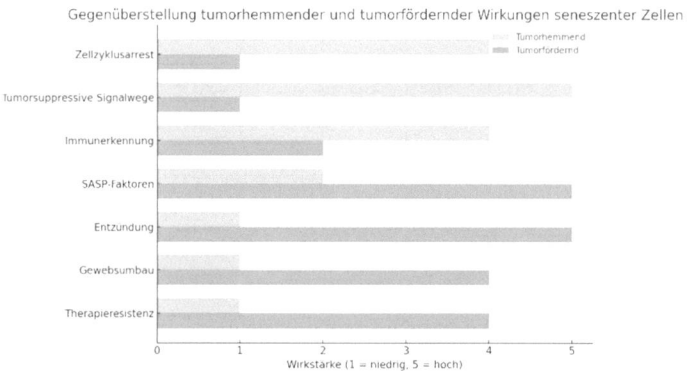

3.8 Alterung als Risikofaktor für chronische Erkrankungen

Der altersbedingte Funktionsverlust von Zellen, Geweben und Organsystemen stellt einen der entscheidenden pathophysiologischen Mechanismen in der Entstehung und Progression chronischer Erkrankungen dar. Dieser Prozess ist nicht das zufällige Resultat biologischer Erschöpfung, sondern das Ergebnis komplexer molekularer Veränderungen, die im Verlauf des Alterns zur systematischen Destabilisierung physiologischer Funktionen führen. Im Zentrum dieser Veränderungen steht die zelluläre Seneszenz – ein Zustand, in dem Zellen ihre Teilungsfähigkeit verlieren, aber weiterhin metabolisch aktiv bleiben und ein proinflammatorisches, gewebereaktives Sekretom entwickeln. Die Anhäufung dieser Zellen in verschiedenen Geweben stellt einen zentralen Risikofaktor für zahlreiche chronische Krankheitsbilder dar, die insbesondere in höherem Lebensalter gehäuft auftreten.

Unter den häufigsten Erkrankungen, die in enger Verbindung mit seneszenten Zellen stehen, finden sich **metabolische Syndrome**, insbesondere der **Typ-2-Diabetes mellitus**. In diesem Zusammenhang wurde gezeigt, dass seneszente Adipozyten sowie immunologisch aktive Zellen im viszeralen Fettgewebe chronische Entzündung fördern und die Insulinsensitivität des Gewebes herabsetzen. Gleichzeitig beeinträchtigen sie die Funktion der pankreatischen β-Zellen und begünstigen eine dysfunktionale Glukosehomöostase. Darüber hinaus zeigt sich, dass seneszente Zellen im vaskulären Endothel und in der Leber zur Entwicklung einer insulinresistenten Stoffwechsellage beitragen können.

Auch **degenerative Erkrankungen des Bewegungsapparates** sind eng mit zellulärer Alterung verknüpft. In der **Arthrose** beispielsweise wurde eine Anreicherung seneszenter Chondrozyten in der Gelenkknorpelmatrix nachgewiesen. Diese Zellen verlieren nicht nur ihre Fähigkeit zur Synthese von Proteoglykanen und Kollagen, sondern sezernieren Matrix-metallisierende Enzyme, Zytokine und proinflammatorische Faktoren, die den Knorpelabbau beschleunigen. In der **Osteoporose** wiederum beeinträchtigen seneszente Osteoblasten und Osteozyten die Balance zwischen Knochenaufbau und -abbau, was zu einer verminderten Knochenfestigkeit und erhöhter Frakturgefahr führt.

Im Bereich der **Lungenfunktion** ist die Rolle der Zellalterung besonders gut in der Pathogenese der **chronisch-obstruktiven Lungenerkrankung (COPD)** untersucht. In Lungengewebe von COPD-Patienten finden sich vermehrt seneszente Epithelzellen, Fibroblasten und Immunzellen, die eine chronische Entzündungsreaktion aufrechterhalten und gleichzeitig die Reparatur von Alveolarstrukturen verhindern. Zusätzlich behindert SASP-induzierte Fibrose die Elastizität des Lungengewebes, was den Gasaustausch massiv einschränkt.

Ein weiteres Beispiel ist die **altersbedingte Makuladegeneration**, bei der sich seneszente Zellen in der Netzhautepithel- und Gefäßstruktur der Retina ansammeln. Diese Zellen fördern die Bildung inflammatorischer Mediatoren und vaskulärer Dysfunktionen, was zur Degeneration photorezeptiver Schichten und letztlich zum irreversiblen Sehverlust führt. Auch hier gilt die Seneszenz nicht nur als passives Korrelat, sondern als aktiver pathogener Treiber.

Im Bereich der **chronischen Nierenerkrankungen** konnte gezeigt werden, dass seneszente Zellen in den tubulären Epithelien und in den peritubulären Kapillaren einen anhaltenden inflammatorischen Zustand verursachen, der die Filtrationsleistung der Niere langfristig beeinträchtigt. Die reduzierte Regenerationsfähigkeit renaler Stamm- und Vorläuferzellen wird durch das inflammatorische Milieu zusätzlich unterdrückt, was zu einem Teufelskreis aus funktionellem Verlust und strukturellem Schaden führt.

Zudem tritt ein erheblicher Teil dieser Erkrankungen **nicht isoliert**, sondern im Rahmen eines **altersbedingten multimorbiden Syndroms** auf. Dieses Syndrom ist durch das gleichzeitige Bestehen mehrerer chronischer Leiden gekennzeichnet, deren wechselseitige Verstärkung eine zunehmende funktionelle Instabilität des Organismus bewirkt. Zelluläre Seneszenz fungiert dabei als gemeinsamer Nenner – sie verbindet strukturelle Gewebeveränderungen, immunologische Fehlregulationen, metabolische Störungen und epigenetische Dysregulation zu einem übergreifenden Krankheitsbild, das weit über die Summe seiner Teile hinausgeht.

Angesichts dieser Erkenntnisse erscheint es wissenschaftlich gerechtfertigt und klinisch bedeutsam, Zellalterung nicht nur als Begleitphänomen des Alterns, sondern als **zentralen pathophysiologischen Mechanismus** chronischer Erkrankungen zu begreifen. Diese Perspektive eröffnet neue diagnostische und therapeutische Zugänge: Die gezielte **Modulation seneszenter Zellpopulationen**, sei es durch deren Elimination mittels Senolytika, durch die Hemmung proinflammatorischer SASP-Komponenten oder durch Reprogrammierung ihrer epigenetischen Identität, bietet eine vielversprechende Möglichkeit, Krankheitsverläufe zu verlangsamen, funktionelle Kapazitäten zu erhalten und präventive Maßnahmen zu entwickeln. In einer alternden Gesellschaft, in der chronische Erkrankungen zunehmend zum Hauptbelastungsfaktor für Individuen wie Gesundheitssysteme werden, stellt diese Strategie eine zukunftsweisende Option dar.

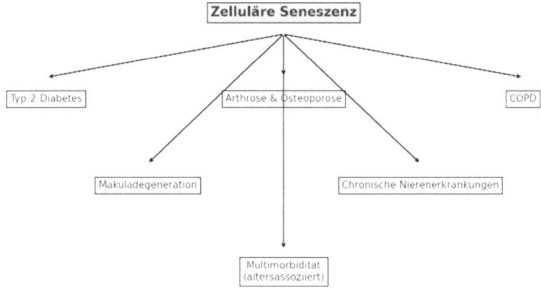

Schematische Darstellung: Verbindungen zwischen Zellulärer Seneszenz und chronischen Erkrankungen

3.9 Literaturverzeichnis (Kapitel 3)

Akbar, A. N., & Henson, S. M. (2011). Are senescence and exhaustion intertwined or unrelated processes that compromise immunity? *Nature Reviews Immunology*, 11(4), 289–295. https://doi.org/10.1038/nri2959

Baker, D. J., Wijshake, T., Tchkonia, T., Lebrasseur, N. K., Childs, B. G., van de Sluis, B., ... & van Deursen, J. M. (2011). Clearance of p16Ink4a-positive senescent cells delays ageing-associated disorders. *Nature*, 479(7372), 232–236. https://doi.org/10.1038/nature10600

Campisi, J. (2014). Aging, cellular senescence, and cancer. *Annual Review of Physiology*, 75, 685–705. https://doi.org/10.1146/annurev-physiol-030212-183653

Childs, B. G., Gluscevic, M., Baker, D. J., Laberge, R. M., Marquess, D., Dananberg, J., & van Deursen, J. M. (2017). Senescent cells: An emerging target for diseases of ageing. *Nature Reviews Drug Discovery*, 16(10), 718–735. https://doi.org/10.1038/nrd.2017.116

Furman, D., Campisi, J., Verdin, E., Carrera-Bastos, P., Targ, S., Franceschi, C., ... & Slavich, G. M. (2019). Chronic inflammation in the etiology of disease across the life span. *Nature Medicine*, 25(12), 1822–1832. https://doi.org/10.1038/s41591-019-0675-0

Kirkland, J. L., Tchkonia, T., Zhu, Y., Niedernhofer, L. J., & Robbins, P. D. (2017). The clinical potential of senolytic drugs. *Journal of the American Geriatrics Society*, 65(10), 2297–2301. https://doi.org/10.1111/jgs.14969

Lopez-Otin, C., Blasco, M. A., Partridge, L., Serrano, M., & Kroemer, G. (2013). The hallmarks of aging. *Cell*, 153(6), 1194–1217. https://doi.org/10.1016/j.cell.2013.05.039

McHugh, D., & Gil, J. (2018). Senescence and aging: Causes, consequences, and therapeutic avenues. *The Journal of Cell Biology*, 217(1), 65–77. https://doi.org/10.1083/jcb.201708092

Xu, M., Palmer, A. K., Ding, H., Weivoda, M. M., Pirtskhalava, T., White, T. A., ... & Kirkland, J. L. (2015). Targeting senescent cells enhances adipogenesis and metabolic function in old age. *eLife*, 4, e12997. https://doi.org/10.7554/eLife.12997

Zhu, Y., Tchkonia, T., Pirtskhalava, T., Gower, A. C., Ding, H., Giorgadze, N., ... & Kirkland, J. L. (2015). The Achilles' heel of senescent cells: From transcriptome to senolytic drugs. *Aging Cell*, 14(4), 644–658. https://doi.org/10.1111/acel.12344

4. Diagnostik und Messung der Zellalterung

Die präzise Diagnostik der Zellalterung stellt eine zentrale Voraussetzung für die Entwicklung und Anwendung gezielter therapeutischer Interventionen dar. Während sich Alter bislang vorrangig über die chronologische Zeit – also über das kalendarische Lebensalter – definierte, ist es heute möglich, das sogenannte biologische Alter mit Hilfe molekularer und funktioneller Indikatoren differenziert zu erfassen. Dieser Fortschritt ist insbesondere vor dem Hintergrund individualisierter Medizin von großer Relevanz, da das biologische Alter in vielen Fällen besser mit der tatsächlichen Organfunktion, der Morbiditätsbelastung und der Lebenserwartung korreliert als das chronologische Alter. Die diagnostische Erfassung zellulärer Alterungsprozesse basiert auf einem multidimensionalen Ansatz, der molekulare, epigenetische, zelluläre und systemische Parameter integriert.

4.1 Biomarker für Zellalterung

Die Identifikation, Validierung und Anwendung geeigneter Biomarker zur Erfassung zellulärer Alterungsprozesse stellt eines der strategisch wichtigsten Ziele in der modernen Alternsforschung dar. Biomarker sind messbare biologische Parameter, die es erlauben, bestimmte physiologische Zustände oder pathologische Veränderungen quantitativ und reproduzierbar zu erfassen. Im Kontext der Zellalterung gewinnen sie zunehmend an Bedeutung – nicht nur zur reinen Beschreibung biologischer Prozesse, sondern auch als Grundlage für präventive Diagnostik, individualisierte Therapieplanung und die Evaluation anti-aging-spezifischer Interventionen.

Zelluläre Seneszenz ist ein komplexer Phänotyp, der sich nicht durch ein einzelnes Molekül eindeutig identifizieren lässt, sondern durch ein Zusammenspiel mehrerer biologischer Veränderungen charakterisiert ist. Zu den wichtigsten Merkmalen zählen der irreversible Zellzyklusarrest, die Umstrukturierung des Chromatins, die Veränderung des sekretorischen Profils sowie die Akkumulation von DNA-Schäden. Dementsprechend sind auch die zur Verfügung stehenden Biomarker vielfältig und spiegeln unterschiedliche Dimensionen der zellulären Alterung wider.

Ein klassischer und häufig genutzter Marker ist die **seneszenzassoziierte β-Galactosidase** (SA-β-Gal), ein lysosomales Enzym, dessen Aktivität in seneszenten Zellen deutlich erhöht ist. Die Bestimmung erfolgt typischerweise durch histochemische Färbung bei pH 6,0 und ermöglicht die Identifikation seneszenter Zellen in Gewebeschnitten oder Zellkulturen. Trotz ihrer weiten Verbreitung gilt diese Methode jedoch als eher qualitativ und anfällig für falschpositive Ergebnisse unter bestimmten Stressbedingungen.

Ergänzend werden vermehrt molekulare **Marker** des Zellzyklusarrests herangezogen, insbesondere die **Zellzyklusinhibitoren p16^INK4a^ und p21^CIP1/WAF1^.** Diese Proteine wirken als negative Regulatoren der Cyclin-abhängigen Kinasen und sind essenzielle Mediatoren des seneszenten Phänotyps. Ihre Expression ist in seneszenten Zellen stark erhöht, was sie zu robusten Markern für die Transkriptionsanalyse und Immunhistochemie macht. Allerdings sind auch diese Marker nicht vollständig spezifisch, da sie auch unter anderen zellulären Stressbedingungen exprimiert werden können.

Ein weiterer zuverlässiger Hinweis auf zelluläre Alterung ist das Auftreten persistenter **DNA-Schäden**, insbesondere in Form sogenannter **DNA damage foci**, die durch phosphorylierte Histonvarianten wie **γ-H2AX** sichtbar gemacht werden können. Diese Marker reflektieren insbesondere Doppelstrangbrüche, wie sie infolge oxidativen Stresses, Telomerverkürzung oder replikativer Erschöpfung auftreten. In Kombination mit dem Nachweis von 53BP1 oder ATR werden diese Signale häufig zur Bewertung der genomischen Instabilität seneszenter Zellen herangezogen.

Neben diesen strukturellen und regulatorischen Markern gibt es eine Reihe **systemischer Indikatoren**, die als **indirekte Marker zellulärer Alterung** gelten. Hierzu zählen vor allem **inflammatorische Zytokine** wie **Interleukin-6 (IL-6)**, **Tumornekrosefaktor-α (TNF-α)** und **C-reaktives Protein (CRP)**. Diese Proteine sind Bestandteile des sogenannten **SASP (senescence-associated secretory phenotype)** und spiegeln die systemische Entzündungslast wider, die mit der Anhäufung seneszenter Zellen im Gewebe einhergeht. Ihre Messung im Blut bietet eine praktikable Möglichkeit zur Einschätzung inflammatorischer Aktivität, allerdings mit eingeschränkter Gewebespezifität.

In jüngerer Zeit werden auch **mitochondriale Funktionsmarker** wie die Membranpotenzialdynamik, die ATP-Produktion oder der oxidative Stresslevel (z. B. ROS-Konzentrationen) als ergänzende Parameter genutzt, da mitochondriale Dysfunktion als ein zentrales Kennzeichen zellulärer Alterung gilt. Zusätzlich werden **epigenetische Marker**, insbesondere DNA-Methylierungsmuster, in sogenannten **epigenetischen Uhren** zusammengefasst, die das biologische Alter eines Organismus mit hoher Genauigkeit bestimmen können.

Von zentraler Bedeutung ist dabei nicht der isolierte Nachweis einzelner Marker, sondern die **Kombination mehrerer diagnostischer Parameter**, die gemeinsam eine differenzierte Einschätzung des Alterungsstatus erlauben. In wissenschaftlichen Studien und zunehmend auch in klinischen Anwendungen werden daher **mehrdimensionale Biomarker-Panels** eingesetzt, die strukturierte Informationen zu Zellzyklusarrest, Entzündung, mitochondrialer Funktion, DNA-Schäden und epigenetischer Signatur miteinander verknüpfen. Diese multimodalen Ansätze eröffnen die Möglichkeit, Alterungsprozesse nicht nur retrospektiv zu beschreiben, sondern auch prospektiv zu bewerten – beispielsweise im Rahmen von Studien zu senolytischen oder regenerativen Therapien.

In der Zukunft könnten solche Biomarker nicht nur als Instrumente der Forschung, sondern auch als integraler Bestandteil personalisierter Altersmedizin zum Einsatz kommen. Ihre standardisierte Anwendung in der Diagnostik, Verlaufskontrolle und Risikostratifizierung würde eine substanzielle Erweiterung des medizinischen Handlungsspielraums ermöglichen – weg von rein symptomorientierten Ansätzen, hin zu einer proaktiven, biologiegeleiteten Prävention und Intervention.

Schematische Übersicht: Biomarker der Zellalterung nach funktionellen Kategorien

Zellzyklusarrest
- p16^INK4a^
- p21^CIP1/WAF1^

Enzymatische Aktivität
- SA-β-Galactosidase

DNA-Schäden
- γ-H2AX
- 53BP1

Entzündungsmediatoren
- IL-6
- TNF-α
- CRP

Mitochondriale Dysfunktion
- ATP-Level
- ROS
- Membranpotenzial

Epigenetische Marker
- DNA-Methylierungsmuster
- Epigenetische Uhr

Schematische Übersicht: Biomarker der Zellalterung nach funktionellen Kategorien

Zellzyklusarrest
- p16^INK4a^
- p21^CIP1/WAF1^

Enzymatische Aktivität
- SA-β-Galactosidase

DNA-Schäden
- γ-H2AX
- 53BP1

Entzündungsmediatoren
- IL-6
- TNF-α
- CRP

Mitochondriale Dysfunktion
- ATP-Level
- ROS
- Membranpotenzial

Epigenetische Marker
- DNA-Methylierungsmuster
- Epigenetische Uhr

4.2 Epigenetische Uhren und biologische Altersschätzung

Ein besonders innovatives und dynamisch wachsendes Teilgebiet der biomedizinischen Alternsdiagnostik ist die Anwendung **epigenetischer Uhren** zur quantitativen Schätzung des biologischen Alters. Dieses Konzept basiert auf der Erkenntnis, dass bestimmte **DNA-Methylierungsmuster**, also chemische Modifikationen einzelner Cytosin-Basen an spezifischen CpG-Stellen im Genom, im Verlauf des Lebens systematisch und in hochgradig reproduzierbarer Weise verändert werden. Diese epigenetischen Veränderungen verlaufen in geordneten, teils linearen, teils kurvilinearen Mustern und reflektieren nicht nur das chronologische Altern, sondern auch eine Vielzahl umwelt- und lebensstilbedingter Einflüsse, die die biologische Alterung eines Individuums beschleunigen oder verlangsamen können.

Im Zentrum dieser Methode steht die Analyse einer Vielzahl von CpG-Stellen im Genom – typischerweise im Umfang von mehreren Hundert bis Tausend Positionen –, deren Methylierungsstatus mithilfe hochauflösender Sequenzierungs- oder Hybridisierungsverfahren bestimmt wird. Auf Basis dieser Daten kommen **bioinformatische Modelle** und **maschinelles Lernen** zum Einsatz, um aus den individuellen Methylierungsmustern das sogenannte **epigenetische Alter** zu berechnen. Dieses wird als Schätzwert für das tatsächliche biologische Altern des Organismus interpretiert, unabhängig vom chronologischen Lebensalter in Jahren.

Die erste epigenetische Uhr dieser Art wurde 2013 von **Steve Horvath** entwickelt und ist seither als **Horvath-Clock** bekannt. Sie basiert auf 353 CpG-Stellen, die über verschiedene Gewebearten hinweg eine konsistente Korrelation mit dem Lebensalter zeigen. Kurz darauf folgte die **Hannum-Clock**, die primär auf Blutproben kalibriert wurde und damit eine höhere Gewebespezifität aufweist. In den folgenden Jahren wurden diese Modelle durch komplexere Varianten ergänzt, etwa durch die **PhenoAge-Clock**, die neben dem epigenetischen Muster auch klinische Laborparameter integriert, sowie durch die **GrimAge-Clock**, die zusätzlich Methylierungsmarker für Risikofaktoren wie Rauchen, Entzündungsneigung oder

Hormonspiegel berücksichtigt. Diese neueren Uhren erlauben nicht nur die Schätzung des biologischen Alters, sondern auch **Prognosen über Morbidität, kognitive Funktion, funktionellen Status und Mortalitätsrisiken.**

Besonders bemerkenswert ist die Beobachtung, dass die Diskrepanz zwischen dem berechneten epigenetischen Alter und dem tatsächlichen chronologischen Alter – auch als **epigenetische Alterungsbeschleunigung (epigenetic age acceleration)** bezeichnet – klinisch hochrelevant ist.

Studien zeigen, dass Individuen mit einem höheren epigenetischen als chronologischen Alter ein signifikant erhöhtes Risiko für chronische Erkrankungen wie Herz-Kreislauf-Leiden, Diabetes mellitus, neurodegenerative Erkrankungen und bestimmte Krebsarten aufweisen. Darüber hinaus korreliert ein beschleunigtes epigenetisches Altern mit funktionellen Einschränkungen wie verminderter Gehgeschwindigkeit, kognitiven Defiziten, reduzierter Lungenfunktion und erhöhter Gebrechlichkeit.

Ein prominentes Beispiel für eine epigenetische Uhr ist die **Hannum-Clock**, die – ebenfalls 2013 veröffentlicht – im Gegensatz zur Horvath-Uhr spezifisch für **peripheres Blut** kalibriert wurde. Sie basiert auf der Analyse von **71 CpG-Stellen**, deren Methylierungsmuster eng mit dem chronologischen Alter korrelieren. Die Zielsetzung dieses Modells besteht in der **blutspezifischen Altersschätzung**, was sie besonders geeignet macht für Studien, die auf hämatologische Biomarker oder systemische

Entzündungsparameter fokussieren. Aufgrund ihrer Sensitivität gegenüber Blutparametern erlaubt die Hannum-Clock eine relativ präzise Einschätzung des biologischen Alters im hämatologischen System, wenngleich sie auf andere Gewebe weniger gut übertragbar ist.

Auch im Bereich der psychischen Gesundheit wurden Zusammenhänge festgestellt: Personen mit Depressionen, chronischem Stress oder posttraumatischer Belastungsstörung zeigen häufig beschleunigte epigenetische Alterungsmuster. Umgekehrt wurde beobachtet, dass positive Faktoren wie regelmäßige körperliche Aktivität, gesunde Ernährung, stabile soziale Beziehungen und der Verzicht auf Tabakkonsum mit einem verlangsamten epigenetischen Altern einhergehen.

Die **Anwendungen epigenetischer Uhren** reichen heute weit über die Grundlagenforschung hinaus. In der präklinischen Forschung dienen sie als **Surrogatparameter für die Wirksamkeit von Anti-Aging-Interventionen**, etwa bei der Erprobung von Senolytika, Metformin, Rapamycin oder Kalorienrestriktion. In klinischen Studien könnten sie in Zukunft zur **Risikostratifizierung**, zur **frühzeitigen Diagnostik von Alterns-assoziierten Erkrankungen** und zur **Monitoringtherapie** eingesetzt werden. Auch in der individualisierten Präventivmedizin finden sie zunehmend Beachtung, da sie eine objektive Messgröße für die biologische Belastung durch Umwelt- und Lebensstilfaktoren darstellen.

Zugleich bleibt die Methodik nicht frei von Herausforderungen. Die Standardisierung der Messverfahren, die Interpretation von Gewebe- und populationsspezifischen Unterschieden sowie die Abgrenzung von reversiblen versus irreversiblen epigenetischen Veränderungen sind Gegenstand aktueller Forschungsdiskussionen. Auch ethische Fragen, etwa im Hinblick auf prädiktive Aussagen und deren soziale Konsequenzen, bedürfen einer differenzierten Bewertung.

Insgesamt jedoch markiert der Einsatz epigenetischer Uhren einen entscheidenden Fortschritt im Verständnis und in der quantitativen Erfassung des Alterungsprozesses. Sie ermöglichen nicht nur einen neuen Blick auf das biologische Alter, sondern schaffen auch eine wissenschaftlich belastbare Grundlage für therapeutische Entscheidungen im Spannungsfeld zwischen Prävention, Regeneration und Langlebigkeit.

4.3 Bildgebende Verfahren und molekulare Diagnostik

Neben molekularbiologischen und epigenetischen Analyseverfahren spielen zunehmend auch **bildgebende Verfahren** eine zentrale Rolle in der Diagnostik von Alterungsprozessen. Diese Methoden bieten den entscheidenden Vorteil, dass sie strukturelle und funktionelle Veränderungen direkt am Gewebe oder im Organismus als Ganzes sichtbar machen können. Dadurch lassen sich nicht nur punktuelle Messwerte, sondern auch integrative Aussagen über die **gewebliche Integrität**, die **funktionelle Leistungsfähigkeit** und die **räumliche Verteilung** altersbedingter **Veränderungen** treffen.

In der klinischen Praxis kommen insbesondere **nichtinvasive bildgebende Techniken** wie der **High-Resolution-Ultraschall**, die **Magnetresonanztomografie (MRT)** und die **Computertomografie (CT)** zum Einsatz. Mit ihrer Hilfe lassen sich eine Vielzahl struktureller Alterungsparameter erfassen. So können etwa Veränderungen der **Hautstruktur**, wie eine Abnahme der Dermisdicke oder der Verlust der subkutanen Elastizität, hochauflösend dargestellt werden – ein Verfahren, das insbesondere im Kontext ästhetischer oder dermatologischer Altersdiagnostik Anwendung findet.

Auch die **Knochendichte** lässt sich über quantitative CT oder spezielle MRT-Techniken (z. B. MRT-basierte T1ϱ- oder T2-Mapping-Sequenzen) präzise bestimmen. Diese Parameter erlauben eine Frühdiagnostik der Osteoporose und geben Aufschluss über die funktionelle Belastbarkeit des Skelettsystems. Ähnlich aussagekräftig ist die Erfassung der **Gefäßsteifigkeit**, etwa über die Messung der Pulswellengeschwindigkeit oder die Elastizitätsanalyse großer Arterien mittels Doppler-Ultraschall oder MRT. Da vaskuläre Alterung ein wesentlicher Risikofaktor für kardiovaskuläre Erkrankungen ist, besitzt diese Methodik nicht nur diagnostische, sondern auch präventivmedizinische Relevanz.

Neben diesen strukturellen und funktionellen Verfahren gewinnen auch **molekulare bildgebende Verfahren** zunehmend an Bedeutung. Ein herausragendes Beispiel ist die **Positronen-Emissions-Tomografie (PET)**, die es ermöglicht, metabolische und immunologische Prozesse im lebenden Organismus in Echtzeit darzustellen. In Verbindung mit radioaktiv markierten Liganden können etwa **Entzündungsherde, oxidativer Stress** oder **zelluläre Proliferationsraten** sichtbar gemacht werden – Parameter, die in engem Zusammenhang mit **seneszenten Zellaktivitäten** stehen. So wurde beispielsweise PET erfolgreich eingesetzt, um die Aktivität inflammatorischer SASP-Komponenten in vivo nachzuweisen oder seneszente Zellen in Tumorumgebungen zu lokalisieren.

Ein weiterer zukunftsweisender Bereich sind **hochdimensionale molekulare Einzelzelltechnologien**, insbesondere die **Einzelzell-RNA-Sequenzierung (scRNA-seq)** und verwandte **Single-Cell-Proteomics-Ansätze**. Diese ermöglichen es, die **Heterogenität alternder Zellpopulationen** auf bislang unerreichter Auflösungsebene zu analysieren. Durch die simultane Erfassung der Transkriptions- oder Proteinmuster tausender einzelner Zellen können Subpopulationen seneszenter Zellen identifiziert, funktionell charakterisiert und hinsichtlich ihrer mikroumgebungsabhängigen Interaktionen analysiert werden. Diese Erkenntnisse sind nicht nur für die Grundlagenforschung, sondern auch für die Entwicklung gezielter therapeutischer

Strategien von hoher Bedeutung, da sich hieraus Ansatzpunkte für selektive Elimination, Reprogrammierung oder Immunmodulation seneszenter Zellen ergeben.

Die Integration bildgebender Verfahren mit molekularbiologischen Diagnostikmethoden und computergestützter Datenanalyse – etwa durch **künstliche Intelligenz-basierte Mustererkennung** oder **multimodale Datenfusion** – eröffnet somit neue Perspektiven für eine **präzise, gewebespezifische und dynamische Erfassung des biologischen Alterungsprozesses**. In absehbarer Zukunft könnten solche Technologien nicht nur als Forschungsinstrumente dienen, sondern in Form standardisierter klinischer Protokolle zur Routineanwendung gelangen – sowohl in der Altersmedizin als auch in der Präventionsdiagnostik gesunder Personen.

Damit zeichnet sich eine neue Ära der Alternsdiagnostik ab, in der nicht mehr das chronologische Alter, sondern die **tatsächliche biologische Gewebe- und Zellqualität** im Mittelpunkt steht – sichtbar gemacht durch die Kombination aus Bildgebung, Molekularanalyse und intelligenter Datenintegration. Diese Entwicklung markiert einen entscheidenden Schritt hin zur personalisierten und vorausschauenden Altersmedizin.

4.4 Grenzen und Herausforderungen in der klinischen Anwendung

Trotz der bemerkenswerten Fortschritte, die in den vergangenen Jahren auf dem Gebiet der Diagnostik zellulärer Alterung erzielt wurden, bestehen weiterhin grundlegende Herausforderungen, die eine breite klinische Anwendbarkeit und wissenschaftliche Vergleichbarkeit der entsprechenden Verfahren einschränken. Diese Herausforderungen betreffen sowohl methodische als auch interpretative, konzeptionelle und ethische Ebenen und verdeutlichen, dass sich die Alternsdiagnostik nach wie vor in einer Phase dynamischer Entwicklung und Konsolidierung befindet.

Ein zentrales methodisches Problem liegt in der **mangelnden Standardisierung der verwendeten Biomarker und Messprotokolle**. Viele der aktuell eingesetzten Marker – darunter p16^INK4a^, SA-β-Galactosidase, γ-H2AX oder Interleukin-6 – werden in verschiedenen Studien unter unterschiedlichen Bedingungen erfasst. Die Proben stammen aus unterschiedlichen Zelltypen oder Geweben, unterliegen variablen Präparations- und Färbemethoden oder basieren auf divergierenden Schwellenwerten für die Interpretation. Dies erschwert die **Vergleichbarkeit der Studienergebnisse** erheblich und limitiert ihre Aussagekraft in Bezug auf klinisch übertragbare Standards. Hinzu kommt, dass viele Messmethoden nur semiquantitativ oder qualitativ sind, wodurch sie anfällig für subjektive Einflüsse oder technische Artefakte werden.

Darüber hinaus stellt sich die Frage nach der **biologischen und klinischen Relevanz einzelner Seneszenzmarker**, insbesondere angesichts der zunehmenden Erkenntnis, dass seneszente Zellen in unterschiedlichen Kontexten **unterschiedliche Funktionen** erfüllen können. Während sie im jungen Gewebe oft eine schützende Rolle spielen – etwa durch die Verhinderung unkontrollierter Zellteilung oder die Förderung der Wundheilung –, entwickeln sie im alternden Organismus zunehmend **pathogene Eigenschaften**, wie die Induktion chronischer Entzündung oder die Hemmung regenerativer Prozesse. Diese **funktionelle Ambivalenz** erschwert die klare Einordnung eines bestimmten Seneszenzsignals als krankheitsfördernd oder gesundheitsbewahrend und macht eine differenzierte Bewertung im jeweiligen physiologischen Kontext notwendig.

Ein weiteres ungelöstes Problem besteht in der bislang nur begrenzt realisierten **Integration multipler Marker in konsistente diagnostische Modelle**. Während viele Studien sich auf einzelne Parameter fokussieren, wäre es für eine präzise Charakterisierung des biologischen Alterungszustands notwendig, **multidimensionale Modelle** zu entwickeln, die zelluläre, molekulare, systemische und bildgebende Parameter zugleich berücksichtigen. Solche Modelle müssten durch maschinelles Lernen oder andere bioinformatische Verfahren trainiert werden, um aus komplexen Datenmustern valide Aussagen über Alterungsdynamiken, Krankheitsrisiken oder Therapieansprechen ableiten zu können. Derzeit fehlt es jedoch noch an ausreichend großen und repräsentativen Kohorten, an standardisierten Datensätzen sowie an belastbaren Referenzwerten, die eine breite klinische Implementierung ermöglichen würden.

Hinzu treten zunehmend auch **ethische, gesellschaftliche und regulatorische Fragestellungen**, die bislang nur ansatzweise geklärt sind. Die Möglichkeit, das biologische Alter eines Individuums unabhängig vom chronologischen Alter zu bestimmen, wirft Fragen auf, die weit über die Medizin hinausreichen. Insbesondere im Bereich der **Versicherungswirtschaft**, der **arbeitsmedizinischen Tauglichkeitsbeurteilung** oder der **sozialen Gerechtigkeit** stellen sich neue Herausforderungen. So könnte die Anwendung epigenetischer Uhren oder seneszenzbasierter Risikomarker zu einer Diskriminierung biologisch „älterer" Personen führen – etwa bei der Prämienberechnung, der Berufswahl oder der Zulassung zu klinischen Studien. Auch die Frage, wie mit prädiktiven Ergebnissen umzugehen ist, für die es noch keine therapeutischen Konsequenzen gibt, ist bislang unbeantwortet.

Gleichzeitig eröffnet gerade die differenzierte, präzise und langfristige Erfassung von Alterungsprozessen auch **immense Chancen**: Die Identifikation von Hochrisikopersonen, das frühzeitige Erkennen altersassoziierter Erkrankungen, die Überwachung präventiver Interventionen und die individualisierte Therapieplanung lassen sich durch eine **personalisiert ausgerichtete Alternsdiagnostik** erheblich verbessern. Dies betrifft sowohl klassische chronische Erkrankungen als auch neue therapeutische Ansätze in der Geriatrie, Onkologie, Immunologie und regenerativen Medizin.

Trotz aller bestehenden Hürden zeigt sich also ein klarer Trend: Die Diagnostik zellulärer Alterung entwickelt sich von einem rein experimentellen Instrument der biogerontologischen Forschung zu einem **strategischen Werkzeug der vorausschauenden Medizin**. Um dieses Potenzial vollständig zu nutzen, bedarf es jedoch gemeinsamer Anstrengungen: interdisziplinärer Forschungskonsortien, internationaler Standardisierungsinitiativen, ethischer Leitlinien und regulatorischer Rahmenbedingungen, die den verantwortungsvollen und gerechten Umgang mit dieser neuen diagnostischen Dimension gewährleisten. Die Zellalterung ist damit nicht nur ein biologisches, sondern auch ein gesellschaftliches Thema – und ihre differenzierte Messung ein entscheidender Schritt auf dem Weg zu einer wirksameren, individuelleren und zukunftsorientierten Gesundheitsversorgung.

4.5 Literaturverzeichnis (Kapitel 4)

Baker, D. J., Childs, B. G., Durik, M., Wijers, M. E., Sieben, C. J., Zhong, J., ... & van Deursen, J. M. (2016). Naturally occurring p16Ink4a-positive cells shorten healthy lifespan. *Nature*, 530(7589), 184–189. https://doi.org/10.1038/nature16932

Bell, C. G., Lowe, R., Adams, P. D., Baccarelli, A. A., Beck, S., Bell, J. T., ... & Horvath, S. (2019). DNA methylation aging clocks: Challenges and recommendations. *Genome Biology*, 20, 249. https://doi.org/10.1186/s13059-019-1824-y

Field, A. E., Robertson, N. A., Wang, T., Havas, A., Ideker, T., & Adams, P. D. (2018). DNA methylation clocks in aging: Categories, causes, and consequences. *Molecular Cell*, 71(6), 882–895. https://doi.org/10.1016/j.molcel.2018.08.008

Horvath, S. (2013). DNA methylation age of human tissues and cell types. *Genome Biology*, 14(10), R115. https://doi.org/10.1186/gb-2013-14-10-r115

Jylhävä, J., Pedersen, N. L., & Hägg, S. (2017). Biological age predictors. *EBioMedicine*, 21, 29–36. https://doi.org/10.1016/j.ebiom.2017.06.005

Kowald, A., & Kirkwood, T. B. L. (2016). Can aging be programmed? A critical literature review. *Aging Cell*, 15(6), 986–998. https://doi.org/10.1111/acel.12464

Levine, M. E., Lu, A. T., Quach, A., Chen, B. H., Assimes, T. L., Bandinelli, S., ... & Horvath, S. (2018). An epigenetic biomarker of aging for lifespan and healthspan.

Aging, 10(4), 573–591.

https://doi.org/10.18632/aging.101414

Lopez-Otin, C., Blasco, M. A., Partridge, L., Serrano, M., & Kroemer, G. (2013). The hallmarks of aging. *Cell*, 153(6), 1194–1217.

https://doi.org/10.1016/j.cell.2013.05.039

Ogrodnik, M., Miwa, S., Tchkonia, T., Tiniakos, D., Wilson, C. L., Lahat, A., ... & Passos, J. F. (2017). Cellular senescence drives age-dependent hepatic steatosis. *Nature Communications*, 8, 15691.

https://doi.org/10.1038/ncomms15691

Tasaki, M., Sugimoto, M., Murakami, Y., Tsuji, Y., Tanimura, A., Takeda, H., ... & Kanai, Y. (2022). Multiomics monitoring of drug response in senescent human cells. *Nature Communications*, 13, 2395.

https://doi.org/10.1038/s41467-022-29956-5

5. Therapeutische Ansätze zur Beeinflussung der Zellalterung

Die Erkenntnis, dass Zellalterung nicht nur ein irreversibler degenerativer Prozess ist, sondern potenziell beeinflusst und sogar teilweise umgekehrt werden kann, hat in der biomedizinischen Forschung einen fundamentalen Paradigmenwechsel eingeleitet. Während klassische medizinische Konzepte darauf ausgerichtet waren, die Symptome altersbedingter Erkrankungen zu behandeln, liegt der Fokus neuer therapeutischer Strategien auf der gezielten Modulation der zellulären Alterung selbst. Ziel dieser interventionsbasierten Altersmedizin ist es, die sogenannte „Gesundheitsspanne" – also die Zeitspanne des Lebens, in der ein Mensch frei von schweren chronischen Erkrankungen bleibt – zu verlängern. Die Ansätze reichen von verhaltensbezogenen Modifikationen über pharmakologische Interventionen bis hin zu hochkomplexen genetischen und zellulären Verfahren. Im Folgenden werden die derzeit wichtigsten und vielversprechendsten therapeutischen Strategien detailliert dargestellt.

5.1 Kalorienrestriktion und Fastenprotokolle

Unter den nicht-medikamentösen Ansätzen zur Verlangsamung der Zellalterung und zur Förderung gesunden Alterns nimmt die **Kalorienrestriktion** einen herausragenden Stellenwert ein. Dabei wird die tägliche

Energieaufnahme im Vergleich zur ad libitum Ernährung um etwa 20 bis 40 Prozent reduziert – jedoch unter der Bedingung, dass weiterhin alle essenziellen Mikronährstoffe in ausreichender Menge zugeführt werden, sodass keine Mangelernährung entsteht. Dieses Prinzip der energiebezogenen Nahrungsreduktion wurde in einer Vielzahl tierexperimenteller Studien untersucht und zählt zu den am besten dokumentierten Interventionsformen der experimentellen Gerontologie.

Insbesondere bei **Nagern, Fischen und Insekten**, aber auch bei **Nicht-Menschenprimaten**, konnte durch langfristige Kalorienrestriktion eine signifikante **Verlängerung der mittleren und maximalen Lebensdauer** beobachtet werden. Darüber hinaus zeigte sich eine ausgeprägte **Verzögerung des Auftretens altersassoziierter Erkrankungen**, darunter Krebs, kardiovaskuläre Leiden, neurodegenerative Erkrankungen und metabolische Störungen wie Typ-2-Diabetes. Auch entzündungsbedingte Prozesse, die für das sogenannte inflammaging verantwortlich gemacht werden, wurden durch Kalorienrestriktion abgeschwächt.

Die zugrunde liegenden **biologischen Mechanismen** dieser Effekte sind komplex und interagieren auf mehreren zellulären Ebenen. Eine der zentralen Veränderungen ist die **Reduktion reaktiver Sauerstoffspezies (ROS)**, die als Nebenprodukt der mitochondrialen Atmung entstehen und im Übermaß zu DNA-Schäden, Proteinveränderungen und Lipidperoxidation führen. Durch die

Kalorienrestriktion wird der oxidative Stress vermindert, was sich positiv auf die **Genomstabilität**, die **Mitochondrienfunktion** und die **Zellmembranintegrität** auswirkt.

Darüber hinaus verbessert die Kalorienrestriktion die **Insulinsensitivität** und reduziert den zirkulierenden Insulin- und IGF-1-Spiegel – ein Effekt, der mit einer Verlangsamung wachstumsassoziierter und onkogener Signalwege einhergeht. Gleichzeitig kommt es zur **Aktivierung zellulärer Reinigungsprozesse**, insbesondere der **Autophagie**, also dem gezielten Abbau beschädigter Organellen, fehlgefalteter Proteine und dysfunktionaler Zellbestandteile. Diese intrazelluläre „Müllentsorgung" ist essenziell für die Aufrechterhaltung zellulärer Homöostase und nimmt mit zunehmendem Alter normalerweise ab. Kalorienrestriktion wirkt diesem Funktionsverlust entgegen.

Nicht minder bedeutsam sind **epigenetische Reprogrammierungen**, die durch Kalorienrestriktion induziert werden. Dazu zählen Veränderungen in der DNA-Methylierung, Histonmodifikation und der Expression nicht-kodierender RNAs, welche die Genaktivität auf eine Weise modulieren, die mit einer verbesserten Zellfunktion, einer verlängerten Zelllebensdauer und einer höheren Stressresistenz einhergeht. Dabei werden insbesondere **Signalwege wie mTOR (mechanistic target of rapamycin), AMPK (AMP-activated protein kinase)** und die Familie der **Sirtuine** aktiviert, die als zentrale molekulare Sensoren für Energieverfügbarkeit, Nährstoffstatus und zelluläre

Belastung fungieren. Diese Sensoren sind eng mit der Regulation von Zellteilung, DNA-Reparatur, Stoffwechsel und Seneszenzprozessen verknüpft.

Eng verwandt mit der Kalorienrestriktion sind **verschiedene Formen des intermittierenden Fastens**, bei denen nicht die Gesamtmenge der Kalorien über längere Zeit reduziert wird, sondern die zeitliche Verteilung der Nahrungsaufnahme moduliert wird. Zu den verbreiteten Protokollen zählen das **zeitlich begrenzte Essen** (z. B. 16:8-Modell, bei dem täglich nur während eines 8-Stunden-Fensters gegessen wird), das **alternierende Fasten** (Wechsel zwischen Fastentagen und Tagen mit normaler Ernährung) oder das **periodische Fasten**, bei dem ein bis zwei Fastentage pro Woche eingelegt werden.

Diese Strategien haben in Tiermodellen ähnliche molekulare Effekte gezeigt wie die klassische Kalorienrestriktion – insbesondere im Hinblick auf die Aktivierung von AMPK, die Hemmung des mTOR-Signalwegs und die Stimulation von Sirtuinen. Auch in **ersten klinischen Studien am Menschen** lassen sich positive Effekte erkennen: Reduktionen von Entzündungsmarkern, Verbesserung von Lipid- und Glukoseprofilen, Normalisierung des Blutdrucks sowie eine Abnahme oxidativen Stresses wurden ebenso dokumentiert wie **eine potenzielle Senkung der Seneszenzbelastung** in bestimmten Zellpopulationen, etwa in Lymphozyten und vaskulären Endothelzellen.

Gleichzeitig scheinen diese Protokolle **besser in den Lebensalltag integrierbar** zu sein als eine dauerhafte Kalorienrestriktion, da sie häufig keine kontinuierliche Einschränkung der Nahrungsmenge, sondern lediglich der -zeiten erfordern. Dies könnte ihre Akzeptanz in breiteren Bevölkerungsgruppen erhöhen und den Weg für eine **nicht-medikamentöse Prävention altersassoziierter Erkrankungen** ebnen.

Trotz dieser vielversprechenden Perspektiven ist jedoch auch hier Vorsicht geboten: Die langfristigen Effekte intermittierender Fastenprotokolle auf die **Zellalterung beim Menschen** sind noch nicht vollständig verstanden, ebenso wenig wie ihre Auswirkungen auf verschiedene Altersgruppen, Geschlechter, Krankheitsbilder oder genetische Dispositionen. Entsprechend bedarf es weiterführender Studien, um die **optimale Dauer, Frequenz und Intensität** solcher Interventionen zu definieren.

Insgesamt lässt sich feststellen, dass sowohl die Kalorienrestriktion als auch intermittierende Fastenformen zu den derzeit aussichtsreichsten Lebensstilinterventionen zählen, um Alterungsprozesse auf zellulärer Ebene gezielt zu modulieren. Ihre Wirkung entfaltet sich nicht nur durch Reduktion kalorischer Last, sondern vor allem durch die präzise Steuerung **zellulärer Signalnetzwerke**, die das biologische Alter und damit die Funktionalität und Lebensqualität im fortgeschrittenen Lebensalter maßgeblich beeinflussen.

5.2 Antioxidantien und Nahrungsergänzung

Da **oxidativer Stress** eine zentrale Rolle im zellulären Alterungsprozess einnimmt, liegt es nahe, therapeutisch genau an diesem Punkt anzusetzen. Oxidativer Stress entsteht durch ein Ungleichgewicht zwischen der Produktion reaktiver Sauerstoffspezies (ROS) und der Fähigkeit des Organismus, diese mithilfe antioxidativer Mechanismen zu neutralisieren. ROS entstehen hauptsächlich in den Mitochondrien als Nebenprodukt der oxidativen Phosphorylierung, können aber auch durch externe Einflüsse wie UV-Strahlung, Umweltgifte oder entzündliche Prozesse entstehen. In moderater Konzentration erfüllen sie wichtige Signalfunktionen im Rahmen der Zellkommunikation, bei übermäßiger Anhäufung jedoch schädigen sie DNA, Proteine und Lipide – Prozesse, die direkt mit der Entstehung zellulärer Seneszenz, mitochondrialer Dysfunktion und Telomerverkürzung verknüpft sind.

Die rationale Annahme, dass eine **exogene Zufuhr antioxidativer Substanzen** diese ROS gezielt abfangen und damit Alterungsprozesse verlangsamen könnte, hat zu zahlreichen therapeutischen Ansätzen geführt. Zu den bekanntesten exogenen Antioxidantien zählen die **Vitaminkomplexe Vitamin C (Ascorbinsäure) und Vitamin E (Tocopherole)**, die als klassische Radikalfänger agieren. Darüber hinaus werden **Coenzym Q10**, ein essenzieller Bestandteil der mitochondrialen Atmungskette, sowie **Alpha-Liponsäure**, ein universelles Antioxidans mit wasser-

und fettlöslichen Eigenschaften, als potenziell anti-aging-wirksam diskutiert. Besonders viel Beachtung fanden auch **polyphenolische Verbindungen** wie **Resveratrol**, ein pflanzlicher Sekundärstoff aus roten Trauben, der unter anderem als Aktivator von Sirtuinen und Modulator des mTOR-Signalwegs fungiert.

In **in-vitro-Experimenten** und **tierexperimentellen Studien** konnten viele dieser Substanzen überzeugende Ergebnisse erzielen: Sie reduzierten die Bildung oxidativer Schäden, stabilisierten die **Telomerlänge**, verbesserten die **mitochondriale Funktion**, erhöhten die **Stressresistenz** der Zellen und verlängerten in einigen Fällen sogar die Lebensspanne. Besonders bei Nagetieren und C. elegans wurden Effekte beobachtet, die einer signifikanten Verzögerung von Alterungszeichen gleichkommen. Auch auf das **Immun- und Nervensystem** sowie auf **Entzündungsprozesse** konnten positive Wirkungen dokumentiert werden.

Im Gegensatz dazu zeigen sich die Ergebnisse aus **klinischen Studien am Menschen bislang uneinheitlich und teils widersprüchlich.** Während einige Studien moderate Verbesserungen bestimmter Gesundheitsparameter wie Blutdruck, Blutfettwerte oder Marker systemischer Entzündung nahelegen, zeigen andere keinen signifikanten Nutzen – oder berichten sogar von negativen Effekten. Beispielsweise wurde in bestimmten Kohorten ein erhöhtes Krebsrisiko oder eine verminderte Trainingseffizienz durch hochdosierte Antioxidantien beobachtet. Dies deutet darauf hin, dass die biologische Rolle von ROS **nicht ausschließlich schädlich, sondern kontextabhängig** ist.

ROS erfüllen essenzielle Funktionen in der zellulären Signaltransduktion, im Immunsystem und bei der Apoptose – Prozesse, die durch eine übermäßige Neutralisierung potenziell gestört werden können.

Diese Erkenntnisse führten zu einem Paradigmenwechsel in der antioxidativen Therapie. Anstatt unspezifisch sämtliche oxidativen Prozesse zu unterdrücken, konzentrieren sich **neuere Konzepte** auf eine **gezielte Modulation spezifischer Signalwege**, um die **Balance zwischen antioxidativer Schutzfunktion und physiologischer ROS-Vermittlung** zu erhalten. Besonders im Fokus stehen dabei **mitochondriengezielte Antioxidantien**, wie zum Beispiel **MitoQ** oder **SkQ1**, die direkt an der Entstehungsquelle von ROS ansetzen. Diese Substanzen sind chemisch so modifiziert, dass sie sich in der mitochondrialen Matrix anreichern, wo sie schädliche Sauerstoffspezies neutralisieren können, ohne die zytosolische Signaltransduktion zu stören.

Ein weiterer innovativer Ansatz besteht in der Kombination antioxidativer Strategien mit Substanzen, die **autophagische Prozesse fördern**. Die Idee dahinter ist, dass beschädigte Zellbestandteile, die durch oxidative Einwirkung entstanden sind, nicht nur inaktiviert, sondern aktiv aus dem zellulären System entfernt werden. Substanzen wie

Spermidin, Metformin oder Resveratrol zeigen in präklinischen Studien eine **synergistische Wirkung** zwischen antioxidativer Aktivität und der **Aktivierung von Autophagie**, was zu einer insgesamt verbesserten Zellgesundheit führt.

Zudem wird erforscht, wie **individuelle genetische Profile, Mikrobiomkonstellationen** und **Stoffwechseltypen** die Wirkung von Antioxidantien beeinflussen. Es zeichnet sich ab, dass **personalisierte Antioxidantienstrategien**, die auf spezifische Risikoprofile zugeschnitten sind, eine größere Wirksamkeit und Sicherheit aufweisen könnten als pauschale Supplementierungsempfehlungen.

Zusammenfassend lässt sich festhalten, dass die therapeutische Nutzung exogener Antioxidantien zur Modulation der Zellalterung nach wie vor ein **vielversprechender, aber komplexer** Ansatz ist. Während in vitro und im Tiermodell teils beeindruckende Ergebnisse erzielt wurden, zeigt sich in der klinischen Realität ein differenzierteres Bild. Die Zukunft antioxidativer Therapien dürfte daher nicht in der hochdosierten pauschalen Substitution liegen, sondern in der **zielgerichteten, dynamischen und kontextsensitiven Steuerung oxidativer Prozesse**, die biologische Alterung auf zellulärer Ebene verlangsamen, aber nicht essenzielle Signalfunktionen kompromittieren soll. Dieses Gleichgewicht zu erreichen stellt eine zentrale Herausforderung künftiger Forschung dar – mit potenziell weitreichenden Implikationen für die Prävention und Therapie altersbedingter Erkrankungen.

5.3 Pharmakologische Interventionen: Senolytika und Senomorphe

Ein besonders innovativer und derzeit intensiv erforschter Ansatz zur therapeutischen Modulation zellulärer Alterung besteht in der **gezielten Eliminierung seneszenter Zellen aus dem Gewebe**. Dieser Ansatz basiert auf der Beobachtung, dass sich seneszente Zellen mit zunehmendem Alter im Organismus ansammeln, dort ihre Funktion verlieren und gleichzeitig ein entzündungsförderndes Sekretom entwickeln – den sogenannten **senescence-associated secretory phenotype (SASP)**. Dieser Phänotyp führt zur chronischen Aktivierung des Immunsystems, zur Störung der Geweberegeneration, zur Förderung fibrotischer Umbauprozesse und trägt zur Entstehung zahlreicher altersassoziierter Erkrankungen bei.

Die therapeutische Strategie zur gezielten Beseitigung dieser Zellen wird unter dem Begriff **Senolytikatherapie** zusammengefasst. **Senolytika** sind pharmakologisch aktive Substanzen, die in der Lage sind, **seneszente Zellen selektiv zu identifizieren und zum programmierten Zelltod (Apoptose) zu führen**, ohne dabei gesunde, nicht-seneszente Zellen zu schädigen. Dieses Selektionsvermögen beruht auf der Tatsache, dass seneszente Zellen zur

Aufrechterhaltung ihres Überlebens bestimmte **antiapoptotische Signalwege** aktivieren – insbesondere aus der Familie der BCL-2-Proteine –, die sich von der molekularen Signatur gesunder Zellen unterscheiden.

Zu den **prominentesten Senolytika**, die bereits in zahlreichen präklinischen Studien Anwendung fanden, zählt die Kombination aus dem Tyrosinkinase-Inhibitor **Dasatinib** und dem Flavonoid **Quercetin**. Diese Kombination zeigte in Modellen des metabolischen Syndroms, der Lungenfibrose, der Osteoporose und der altersbedingten Muskelschwäche (Sarkopenie) eine signifikante Reduktion seneszenter Zellpopulationen, verbunden mit einer **Verbesserung der Organfunktion**, einer **gesteigerten Geweberegeneration** und einer **Verringerung inflammatorischer Parameter**. Ähnliche Effekte wurden für das natürlich vorkommende Flavonoid **Fisetin** dokumentiert, das sich durch ein besonders günstiges Nebenwirkungsprofil auszeichnet und in ersten klinischen Studien auf seine Eignung als allgemein verträgliches Senolytikum getestet wird.

Weitere Wirkstoffklassen mit senolytischem Potenzial umfassen die sogenannten **BCL-2-Inhibitoren**, wie etwa **Navitoclax**, die gezielt in die apoptotische Regulation eingreifen und damit selektiv die Überlebensmechanismen seneszenter Zellen deaktivieren. Allerdings zeigen einige dieser Substanzen, insbesondere in systemischer Anwendung, relevante Nebenwirkungen wie Thrombozytopenie oder gastrointestinale Reizungen, was ihre klinische Anwendung bislang eingeschränkt. Die Entwicklung gewebespezifischer Verabreichungsformen, etwa durch liposomale Kapselung oder lokale Applikation, stellt deshalb ein zentrales Forschungsziel dar.

Neben der direkten Elimination seneszenter Zellen wurde in den letzten Jahren ein ergänzendes therapeutisches Konzept etabliert, das auf eine **funktionelle Reprogrammierung anstelle der Zelltötung** abzielt. Diese Wirkstoffklasse wird unter dem Begriff **Senomorphe** zusammengefasst. Ziel dieser Substanzen ist es, **den proinflammatorischen SASP zu unterdrücken**, ohne die seneszente Zelle selbst zu entfernen. Hierbei geht es insbesondere darum, die **Sekretion von Zytokinen, Chemokinen, Wachstumsfaktoren und Matrix-modifizierenden Enzymen** zu modulieren, die für die pathogene Wirkung seneszenter Zellen im Gewebe verantwortlich gemacht werden.

Senomorphe wirken häufig über die **Inhibition zentraler Transkriptionsfaktoren**, etwa **NF-ϰB**, **STAT3** oder **mTOR**, die die SASP-Expression kontrollieren. Beispiele für senomorphe Substanzen sind **Rapamycin, Metformin, JAK-Inhibitoren** oder bestimmte **Glukokortikoide**, die in Tiermodellen nachweislich eine Reduktion systemischer Inflammationsparameter bewirken konnten, ohne die Vitalität seneszenter Zellen direkt zu beeinträchtigen.

Dieser Ansatz ist besonders relevant für **sensibles oder schlecht regenerierbares Gewebe**, etwa das

Zentralnervensystem, die **Lunge** oder das **Herz**, in dem eine vollständige Elimination von Zellen riskante Funktionsverluste oder strukturelle Defizite nach sich ziehen könnte. Hier könnte die Senomorphie dazu beitragen, **die negativen Auswirkungen der Zellalterung zu mildern**, ohne die strukturelle Integrität des Gewebes zu gefährden.

Zusammenfassend lässt sich feststellen, dass sowohl **Senolytika als auch Senomorphe** zentrale Bausteine einer neuen **generationenübergreifenden Alternstherapie** darstellen. Während Senolytika auf die radikale Entfernung schädlicher Zellpopulationen abzielen, fokussieren sich Senomorphe auf eine gezielte, kontrollierte Anpassung des zellulären Verhaltens. Beide Strategien verfolgen das Ziel, die **systemischen Auswirkungen der Zellalterung zu reduzieren**, die **organfunktionelle Reserve zu erhalten** und die **Entstehung altersassoziierter Erkrankungen zu verzögern**. Die kombinierte Anwendung beider Konzepte – differenziert nach Gewebe, Alter, Krankheitsbild und therapeutischem Ziel – könnte langfristig den Weg für eine personalisierte Altersmedizin ebnen, die nicht nur die Lebensspanne, sondern auch die **Gesundheitsspanne** effektiv verlängert.

5.4 Einfluss von Bewegung und Lebensstilveränderungen

Neben kalorischer Restriktion, pharmakologischen Interventionen und genetisch-epigenetischen Ansätzen gilt **körperliche Aktivität** als einer der wirkungsvollsten und zugleich praktikabelsten Einflussfaktoren auf das zelluläre Altern. Anders als Medikamente oder Nahrungsergänzungsmittel entfaltet Bewegung ihre Wirkung über ein komplexes Zusammenspiel physiologischer, molekularer und epigenetischer Signalwege, die sowohl systemisch als auch gewebespezifisch zur **Verlangsamung der Zellalterung** beitragen.

Zahlreiche Studien konnten belegen, dass **regelmäßiges körperliches Training** – insbesondere in Form von Ausdauerbelastung und moderatem Krafttraining – zu einer **Erhöhung der Telomeraseaktivität** führt, also jenes Enzyms, das in der Lage ist, die Telomerverkürzung zu kompensieren und damit die Teilungsfähigkeit von Zellen aufrechtzuerhalten. Dies konnte sowohl in peripheren mononukleären Zellen des Blutes als auch in Muskelzellen nachgewiesen werden. Parallel dazu fördert Bewegung eine **Verbesserung der DNA-Reparaturkapazität**, indem sie die Expression von Genen moduliert, die an der Erkennung und Korrektur von DNA-Schäden beteiligt sind. Diese Prozesse schützen das Genom vor strukturellen Veränderungen, wie sie typischerweise mit Seneszenz und malignen Transformationen assoziiert sind.

Besonders relevant ist zudem die **antiinflammatorische Wirkung körperlicher Aktivität**. Regelmäßiges Training reduziert nachweislich die Konzentration proinflammatorischer Zytokine wie Interleukin-6 (IL-6), Tumornekrosefaktor-α (TNF-α) und C-reaktives Protein (CRP), die Teil des seneszenzassoziierten sekretorischen Phänotyps (SASP) sind. Gleichzeitig werden antiinflammatorische Botenstoffe wie Interleukin-10 verstärkt gebildet. Diese Verschiebung des Zytokinprofils trägt dazu bei, das systemische Entzündungsniveau zu senken – ein zentraler Mechanismus zur Eindämmung des sogenannten „inflammaging", das als einer der Haupttreiber zellulärer und organismischer Alterung gilt.

Darüber hinaus zeigt körperliche Aktivität **positive Effekte auf das zentrale Nervensystem**, insbesondere durch die Hochregulation **neurotropher Faktoren** wie dem Brain-Derived Neurotrophic Factor (BDNF). BDNF ist essenziell für die synaptische Plastizität, die Neurogenese und den Erhalt neuronaler Netzwerke. Ein Mangel an BDNF wird mit kognitiven Einschränkungen, Depression und neurodegenerativen Erkrankungen wie Alzheimer in Verbindung gebracht. Bewegung kann diesem Mangel aktiv entgegenwirken, was sie zu einem der wirksamsten nicht-pharmakologischen Instrumente zur **Prävention kognitiven Alterns** macht.

Neben der körperlichen Aktivität tragen auch **weitere Lebensstilfaktoren** maßgeblich zur **Modulation der**

Zellalterung bei. Eine zentrale Rolle spielt dabei die **Schlafqualität.** Chronischer Schlafmangel und gestörter Schlaf-Wach-Rhythmus erhöhen nicht nur das Risiko für metabolische und kardiovaskuläre Erkrankungen, sondern auch die Akkumulation von oxidativem Stress und die Expression inflammatorischer Marker. Gleichzeitig wirkt Schlafmangel epigenetisch auf Gene, die für zirkadiane Regulation, Immunantwort und Zellzykluskontrolle zuständig sind.

Stressbewältigung ist ein weiterer wichtiger Aspekt. Chronischer psychologischer Stress führt über die Aktivierung der Hypothalamus-Hypophysen-Nebennieren-Achse zu einer erhöhten Ausschüttung von Glukokortikoiden, die nachweislich zur Telomerverkürzung, zur Hemmung der DNA-Reparatur und zur Induktion zellulärer Seneszenz beitragen können. Interventionen wie Achtsamkeit, Meditation, Atemtechniken oder strukturierte psychotherapeutische Programme zeigen das Potenzial, diese Prozesse zu modulieren und die **Stressresilienz auf zellulärer Ebene** zu erhöhen.

Ebenfalls von zentraler Bedeutung ist die **soziale Integration.** Einsamkeit und soziale Isolation werden in epidemiologischen Studien mit einer beschleunigten Alterung, erhöhter Entzündung und gesteigerter Morbidität assoziiert. Umgekehrt zeigt sich, dass stabile soziale Netzwerke, emotionale Unterstützung und gesellschaftliche Teilhabe mit einer günstigeren epigenetischen Altersstruktur korrelieren.

Nicht zu vernachlässigen ist schließlich die **kognitive Aktivität**, also die fortlaufende Auseinandersetzung mit intellektuell stimulierenden Inhalten. Diese führt zu einer verstärkten synaptischen Aktivität, fördert die Neuroplastizität und scheint neuroprotektive Signalwege zu aktivieren. Auch hier sind epigenetische Modifikationen beobachtet worden, die auf eine **verlangsamte neuronale Alterung** und auf den **Erhalt kognitiver Kapazitäten** im höheren Lebensalter hindeuten.

In der Gesamtschau zeigt sich, dass ein **ganzheitlich gestalteter Lebensstil** – bestehend aus regelmäßiger körperlicher Aktivität, gesunder Ernährung, erholsamem Schlaf, Stressreduktion, sozialer Einbindung und geistiger Stimulation – nicht nur das **subjektive Wohlbefinden** fördert, sondern messbare biologische Alterungsprozesse in relevanten Zellpopulationen **verlangsamen** kann. Diese Faktoren beeinflussen die **epigenetische Programmierung**, die **Immunfunktion**, die **Mitochondrienintegrität** und die **zelluläre Homöostase** auf eine Weise, die inzwischen als therapeutisch wirksam und präventivmedizinisch hochrelevant eingestuft wird.

Damit wird deutlich, dass die Pflege eines gesundheitsfördernden Lebensstils keineswegs nur als Ergänzung pharmakologischer Therapien betrachtet werden sollte, sondern als integraler Bestandteil eines **multifaktoriellen, evidenzbasierten Ansatzes zur Förderung von Langlebigkeit und gesunder Zellfunktion**.

5.5 Gentechnologische Ansätze und Zelltherapie

Die Zukunft der Altersmedizin wird in wachsendem Maße durch **gentechnologische und zellbiologische Verfahren** geprägt sein, die über die Möglichkeiten klassischer Pharmakotherapie weit hinausgehen. Im Zentrum dieser Entwicklung stehen Ansätze, die nicht nur Symptome alternsassoziierter Erkrankungen behandeln, sondern auf **direkte Interventionen in zelluläre Alterungsmechanismen** zielen. Ziel dieser Verfahren ist es, **altersbedingte molekulare Schäden zu korrigieren, Regenerationsprozesse zu stimulieren** und die **Funktionalität gealterter Zell- und Gewebesysteme** wiederherzustellen – mit dem übergeordneten Ziel, die Lebensspanne nicht nur zu verlängern, sondern insbesondere die **Gesundheitsspanne** zu erweitern.

Eine der bedeutendsten Technologien in diesem Kontext ist das sogenannte **CRISPR-Cas-System**, eine molekularbiologische Methode zur **zielgerichteten Genom-Editierung**, die aus der Bakterienabwehr gegen Phagen abgeleitet wurde und seither rasant weiterentwickelt wurde. Mithilfe dieses Werkzeugs lassen sich **genetische Veränderungen mit hoher Präzision** in nahezu jedem Zelltyp vornehmen. Erste präklinische Studien untersuchen derzeit, ob durch **Reparatur altersrelevanter Mutationen, Austausch geschädigter Genabschnitte** oder **gezielte Aktivierung silenzierter Gene** ein **Verlust zellulärer Funktionalität** rückgängig gemacht werden kann. Besonders im Fokus stehen Gene, die an DNA-Reparatur, Telomer-Stabilisierung oder mitochondrialer Funktion beteiligt sind, da diese als zentrale Schaltstellen im Alterungsprozess gelten.

Neben der direkten Genommodifikation rückt zunehmend auch die **epigenetische Reprogrammierung** ins Zentrum des Interesses. Hierbei wird versucht, durch die **vorübergehende Expression von Reprogrammierungsfaktoren**, insbesondere den sogenannten **Yamaka-Faktoren** (OCT4, SOX2, KLF4, c-MYC), **zelluläre Alterungsspuren auf epigenetischer Ebene zurückzusetzen**, ohne dass die Zellen dabei vollständig in pluripotente Stammzellen überführt werden. Dieses Konzept der **partiellen Reprogrammierung** erlaubt eine Form der **Zellverjüngung**, bei der Telomerverkürzung, mitochondriale Dysfunktion und DNA-Schäden rückgängig gemacht werden können, während die zelluläre Identität – etwa als Neuron, Muskel- oder Epithelzelle – erhalten bleibt. In Mausmodellen konnten bereits Verbesserungen der Gewebefunktion, der Organregeneration und der Lebenserwartung erzielt werden, wenngleich die klinische Anwendung dieser Verfahren noch in den Anfängen steht und intensive Sicherheitsprüfungen erforderlich macht.

Ein weiteres zukunftsweisendes Feld sind **zellbasierte Therapien**, insbesondere die **Transplantation von Stammzellen** oder die **Modulation endogener Vorläuferzellpopulationen**, etwa in Muskulatur, Knochenmark, Haut oder ZNS. Ziel dieser Therapien ist es, **gealterte** oder beschädigte Gewebe gezielt zu regenerieren, indem differenzierungsfähige Zellen in die betroffenen Strukturen eingebracht werden oder bestehende Zellen durch Wachstums- und Steuerungssignale zur Regeneration angeregt werden. Besonders in der **regenerativen Orthopädie**, der **kardialen Reparaturmedizin** und der **Neurologie** zeigen sich erste klinische Anwendungen mit vielversprechenden Resultaten. So konnten in Studien zu Kniegelenksarthrose durch intraartikuläre Stammzellinjektionen strukturelle Verbesserungen der Knorpelmatrix sowie eine Schmerzreduktion und Funktionsverbesserung dokumentiert werden. Auch in der Behandlung postinfarktbedingter Myokardschäden oder bei neurodegenerativen Erkrankungen wie Parkinson werden zellbasierte Verfahren zunehmend erprobt.

Trotz dieser Fortschritte sind mit der Anwendung solcher Technologien auch **erhebliche Herausforderungen verbunden**, insbesondere im Hinblick auf **Sicherheit, Kontrolle und Langzeitwirkungen**. Die Möglichkeit, durch genetische oder epigenetische Eingriffe tiefgreifende Veränderungen in Zellprogrammen zu induzieren, birgt stets auch das Risiko **ungewollter Nebeneffekte**, darunter **Tumorentstehung durch unkontrollierte Proliferation, Fehlregeneration, Immunreaktionen gegen transfizierte oder transplantierte Zellen** oder eine **unspezifische Modifikation benachbarter Gewebe**. Daher sind strenge regulatorische Rahmenbedingungen und eine sorgfältige patientenindividuelle Risikobewertung unverzichtbar.

Ein zusätzlicher Forschungsfokus liegt auf der Entwicklung **zielgerichteter Transportsysteme**, die es ermöglichen sollen, genetisch oder epigenetisch aktive Substanzen **gewebespezifisch und temporär begrenzt** zu applizieren – etwa über virale oder nicht-virale Vektoren, Nanopartikel, liposomale Vehikel oder RNA-basierte Botenstoffe. Diese Strategien sollen nicht nur die Effizienz, sondern auch die Sicherheit gentherapeutischer Verfahren signifikant erhöhen.

In der Gesamtschau lässt sich festhalten, dass gentechnologische und zellbasierte Verfahren das Potenzial besitzen, die Medizin des Alterns grundlegend zu transformieren. Sie bieten erstmals die Möglichkeit, **direkt in die molekularen und zellulären Ursachen der Alterung einzugreifen**, anstatt lediglich Symptome zu behandeln. Ob als Genkorrektur, epigenetische Reprogrammierung oder Stammzelltherapie – diese Ansätze markieren einen paradigmatischen Wandel hin zu einer **ursachenorientierten, regenerativen und individualisierten Altersmedizin**, die nicht nur die Lebensjahre verlängert, sondern auch die biologische Qualität dieser Jahre deutlich verbessern könnte. Ihre kontrollierte und verantwortungsvolle Anwendung wird zu den großen medizinischen und gesellschaftlichen Herausforderungen der kommenden Jahrzehnte gehören.

5.6 Literaturverzeichnis (Kapitel 5)

Baur, J. A., & Sinclair, D. A. (2006). Therapeutic potential of resveratrol: The in vivo evidence. *Nature Reviews Drug Discovery*, 5(6), 493–506. https://doi.org/10.1038/nrd2060

Campisi, J., Kapahi, P., Lithgow, G. J., Melov, S., Newman, J. C., & Verdin, E. (2019). From discoveries in ageing research to therapeutics for healthy ageing. *Nature*, 571(7764), 183–192. https://doi.org/10.1038/s41586-019-1365-2

Fang, E. F., Lautrup, S., Hou, Y., Demarest, T. G., Croteau, D. L., Mattson, M. P., & Bohr, V. A. (2019). NAD⁺ in aging: Molecular mechanisms and translational implications. *Trends in Molecular Medicine*, 25(3), 216–235. https://doi.org/10.1016/j.molmed.2018.12.010

Fontana, L., & Partridge, L. (2015). Promoting health and longevity through diet: From model organisms to humans. *Cell*, 161(1), 106–118. https://doi.org/10.1016/j.cell.2015.02.020

Kirkland, J. L., & Tchkonia, T. (2017). Cellular senescence: A translational perspective. *EBioMedicine*, 21, 21–28. https://doi.org/10.1016/j.ebiom.2017.04.013

Kirkland, J. L., Tchkonia, T., Zhu, Y., Niederhofer, L. J., & Robbins, P. D. (2017). The clinical potential of senolytic drugs. *Journal of the American Geriatrics Society*, 65(10), 2297–2301. https://doi.org/10.1111/jgs.14969

Longo, V. D., & Panda, S. (2016). Fasting, circadian rhythms, and time-restricted feeding in healthy lifespan. *Cell Metabolism*, 23(6), 1048–1059. https://doi.org/10.1016/j.cmet.2016.06.001

Ocampo, A., Reddy, P., Martinez-Redondo, P., Platero-Luengo, A., Hatanaka, F., Hishida, T., ... & Izpisua Belmonte, J. C. (2016). In vivo amelioration of age-associated hallmarks by partial reprogramming. *Cell*, 167(7), 1719–1733.e12. https://doi.org/10.1016/j.cell.2016.11.052

Rizza, W., Veronese, N., & Fontana, L. (2014). What are the roles of calorie restriction and diet quality in promoting healthy longevity? *Ageing Research Reviews*, 13, 38–45. https://doi.org/10.1016/j.arr.2013.11.002

Xu, M., Palmer, A. K., Ding, H., Weivoda, M. M., Pirtskhalava, T., White, T. A., ... & Kirkland, J. L. (2015). Targeting senescent cells enhances adipogenesis and metabolic function in old age. *eLife*, 4, e12997. https://doi.org/10.7554/eLife.12997

6. Neue Forschung zur Beeinflussung der Zellalterung

Die Fortschritte in der Zell- und Molekularbiologie, Genomforschung, Bioinformatik und Materialwissenschaft haben in den letzten Jahren zu einem in der Alternsforschung geführt. Neue Erkenntnisse eröffnen nicht nur ein besseres Verständnis der biologischen Prozesse, sondern auch bislang ungeahnte therapeutische Möglichkeiten, die weit über klassische Konzepte wie Antioxidantien oder Kalorienrestriktion hinausgehen. Der Fokus richtet sich zunehmend auf präzise molekulare Steuerungselemente, systemische Reprogrammierung und intelligente Technologien, die gezielt in Alterungsprozesse eingreifen können. Einige dieser Ansätze befinden sich noch in experimentellen Stadien, andere werden bereits in klinischen Studien getestet. Gemeinsam ist ihnen das Potenzial, die Alterung nicht nur zu verlangsamen, sondern einzelne Aspekte sogar umzukehren.

6.1 CRISPR-basierte Genom-Editierung zur Alterungsumkehr

Die Entwicklung der CRISPR-Cas-Technologie markiert einen grundlegenden Wendepunkt in der Geschichte der Genomeditierung und eröffnet insbesondere in der Altersforschung vollkommen neue, bislang undenkbare Möglichkeiten. Diese molekulare Methode, die ursprünglich aus bakteriellen Abwehrmechanismen gegen Viren hervorging, erlaubt es Wissenschaftlern, das Erbgut mit hoher Präzision, Effizienz und Vergleichsweise Einfachheit zu verändern. Vor allem das System CRISPR-Cas9, aber zunehmend auch weiterentwickelte Varianten wie CRISPR-Cas12 oder CRISPR-Cas13, bilden die Grundlage für ein wachsendes Spektrum an Anwendungen, die über klassische genetische Korrekturen hinausgehen. In der biogerontologischen Forschung wird die Technologie heute als Schlüsselwerkzeug betrachtet, um tiefere Einblicke in die genetischen Ursachen des Alterns zu gewinnen und therapeutische Strategien zu entwickeln, die über symptomatische Behandlungen hinausgehen.

Ein zentrales Forschungsinteresse gilt dabei der gezielten Modifikation von Genen, die direkt oder indirekt mit Alterungsprozessen in Verbindung stehen. Dazu zählen insbesondere solche Gene, die für Mechanismen wie die DNA-Reparatur, die antioxidative Zellabwehr, die Telomerase-Aktivität oder die Regulation des Zellzyklus kodieren. Diese biologischen Funktionen sind essenziell für die Aufrechterhaltung zellulärer Integrität, Homöostase und Regenerationsfähigkeit. Es ist inzwischen gut dokumentiert, dass Störungen in diesen Prozessen zu einer Akkumulation von Zellschäden, einer zunehmenden Dysfunktion von Organen und Geweben sowie zu altersbedingten Erkrankungen führen können. Mit Hilfe von CRISPR lassen sich diese Gene nun gezielt ausschalten, modifizieren oder reaktivieren, um altersbedingte molekulare Defizite zu kompensieren. Besonders bemerkenswert sind die bisherigen Erfolge in präklinischen Studien an Tiermodellen. So konnte beispielsweise durch die gezielte Reaktivierung der Telomerase in gealterten Mäusen eine signifikante Verlängerung der Telomere erzielt werden. Diese Verlängerung führte nicht nur zu einer Stabilisierung des Erbguts, sondern auch zu funktionellen Verbesserungen, etwa im Bereich der Neurogenese, der Muskelregeneration und der kognitiven Leistungsfähigkeit. In anderen Versuchsreihen gelang es, durch gezielte Ausschaltung von Genen, die chronische Entzündungsprozesse begünstigen oder altersassoziierte zelluläre Seneszenz auslösen, die Lebenserwartung der Versuchstiere deutlich zu steigern. Solche Ergebnisse nähren die Hoffnung, dass das Altern nicht länger als ein unumkehrbarer biologischer Prozess betrachtet werden muss, sondern prinzipiell als modulierbares Phänomen verstanden werden kann.

Trotz dieser vielversprechenden Befunde stehen viele wissenschaftliche und ethische Herausforderungen noch aus. Ein zentrales Ziel der gegenwärtigen Forschung ist die Erhöhung der Präzision und Sicherheit genomeditierender Eingriffe, um sogenannte Off-Target-Effekte – also unbeabsichtigte Veränderungen an anderen Stellen des Genoms – weitestgehend zu vermeiden. Hierfür werden unter anderem verbesserte Varianten der Cas-Enzyme entwickelt, die eine noch genauere Zielerkennung und kontrollierte Aktivierung ermöglichen. Parallel dazu wird an neuen Methoden gearbeitet, um die Editierung möglichst effizient und gewebespezifisch in somatische Zellen zu übertragen, ohne das Keimbahnmaterial zu verändern. Diese Unterscheidung ist nicht nur medizinisch relevant, sondern berührt auch grundlegende ethische und rechtliche Fragen, insbesondere im Hinblick auf mögliche langfristige Konsequenzen für künftige Generationen.

Langfristig zielt die Forschung darauf ab, CRISPR-basierte Therapien auch beim Menschen klinisch nutzbar zu machen. Erste klinische Studien im Bereich seltener Erbkrankheiten haben bereits begonnen, wenngleich sie bislang nichtspezifisch auf das Altern abzielen. Dennoch bilden sie ein wichtiges Fundament, um Dosierungsprotokolle, immunologische Reaktionen und die Langzeitfolgen solcher Eingriffe besser zu verstehen. In der Altersmedizin könnten CRISPR-Anwendungen zukünftig eine Rolle in der Prävention oder Behandlung altersassoziierter Erkrankungen wie Alzheimer, Krebs oder Arteriosklerose spielen, indem sie beispielsweise zelluläre Alterungsprozesse verlangsamen, beschädigte genetische Programme reparieren oder die Regenerationsfähigkeit von Stammzellnischen verbessern.

Vor dem Hintergrund einer alternden Weltbevölkerung gewinnen diese Entwicklungen zunehmend an gesellschaftlicher Relevanz. Die Aussicht, das biologische Altern gezielt zu beeinflussen oder gar umzukehren, fordert nicht nur das traditionelle Verständnis von Lebenslauf und Lebensspanne heraus, sondern wirft auch tiefgreifende Fragen hinsichtlich Verteilungsgerechtigkeit, Zugang zu biomedizinischen Innovationen und der gesellschaftlichen Organisation des Alterns auf. In diesem Spannungsfeld zwischen technologischer Machbarkeit und ethischer Verantwortung zeichnet sich die Genomeditierung durch CRISPR als ein zentrales Element zukünftiger Altersforschung ab – mit einem Potenzial, das über bloße Lebensverlängerung hinaus auf eine tiefgreifende Transformation unserer biologischen Existenz zielt.

6.2 Reprogrammierung von Zellen durch Yamanaka-Faktoren

Ein besonders zukunftsträchtiger Ansatz in der modernen Altersforschung ist die epigenetische Reprogrammierung, ein Verfahren, das tief in die molekulare Organisation der Zelle eingreift und das biologische Alter auf zellulärer Ebene potenziell umkehren kann. Dieser Ansatz basiert auf dem fundamentalen Verständnis, dass Altern nicht ausschließlich durch irreversible Schäden an der DNA oder durch den Verlust funktioneller Zellstrukturen verursacht wird, sondern auch durch systematische Veränderungen im epigenetischen Profil der Zellen. Hierzu zählen insbesondere Modifikationen an der DNA-Methylierung, an

Histonen sowie Veränderungen in der chromatinbasierten Genregulation, die gemeinsam zu einem Verlust der zellulären Identität und Funktion beitragen. Die epigenetische Reprogrammierung zielt darauf ab, diesen epigenetischen Alterungsprozess gezielt rückgängig zu machen und Zellen in einen jüngeren, funktionell vitaleren Zustand zu versetzen – ohne sie vollständig in das embryonale Stadium pluripotenter Stammzellen zu überführen.

Im Zentrum dieser Strategie stehen bestimmte Transkriptionsfaktoren, die in der Lage sind, das epigenetische Gedächtnis der Zelle teilweise zu löschen und ein jugendlicheres Genexpressionsmuster zu reaktivieren. Besonders bekannt sind hierbei die sogenannten Yamanaka-Faktoren, bestehend aus den vier Genen *OCT4*, *SOX2*, *KLF4* und *c-MYC*. Ihre kombinierte, jedoch kontrolliert temporäre Expression erlaubt es, Zellen in ein intermediäres Reprogrammierungsstadium zu versetzen. In diesem Stadium zeigen die Zellen eine signifikante Verjüngung hinsichtlich ihrer epigenetischen Signaturen, Morphologie und funktionellen Merkmale, ohne dabei ihre ursprüngliche Differenzierung und Gewebsidentität vollständig zu verlieren. Diese sogenannte partielle oder transiente Reprogrammierung stellt eine bahnbrechende Methode dar, da sie potenziell regenerative Mechanismen aktiviert, ohne das mit der vollständigen Induktion pluripotenter Stammzellen verbundene Risiko von Tumorbildung oder Gewebsentartung mit sich zu bringen.

In präklinischen Modellen, insbesondere in Versuchen an alternden Mäusen, wurden durch diese Technik bereits eindrucksvolle Ergebnisse erzielt. Die wiederholte, zyklische Induktion der Yamanaka-Faktoren über kurze Zeiträume hinweg führte zu einer signifikanten Verlängerung der Lebensdauer, zu einer verbesserten Regenerationsfähigkeit von Geweben wie Muskel, Haut und Nervensystem sowie zu einer spürbaren Verzögerung des Auftretens altersbedingter Erkrankungen. In einigen Fällen konnte sogar eine vollständige Rückbildung bestehender Pathologien, wie etwa Fibrosen oder neurodegenerativer Prozesse, dokumentiert werden. Diese Effekte deuten darauf hin, dass Alterung nicht nur verlangsamt, sondern in bestimmten Grenzen tatsächlich rückgängig gemacht werden kann – ein Konzept, das bis vor wenigen Jahren noch als spekulativ galt.

Die wissenschaftliche Herausforderung liegt nun in der Entwicklung von Methoden, mit denen sich die Reprogrammierung sicher, präzise und wiederholbar steuern lässt. Denn die Reaktivierung von Transkriptionsfaktoren wie *c-MYC*, die in vielen Tumorarten eine zentrale Rolle spielen, birgt das erhebliche Risiko einer Entartung, wenn ihre Aktivität nicht exakt kontrolliert wird. Eine unzureichend dosierte oder zu lange andauernde Expression dieser Faktoren kann dazu führen, dass Zellen in einen instabilen Zustand übergehen, in dem das Risiko für genetische Fehlregulationen, unkontrollierte Proliferation und maligne Transformation massiv ansteigt. Vor diesem Hintergrund konzentriert sich die aktuelle Forschung auf die Entwicklung von Vektorsystemen, die eine präzise räumlich-zeitliche Regulation der Genexpression erlauben. Virale Vektoren, insbesondere auf Adeno-assoziierten Viren basierende Systeme, bieten hier eine vielversprechende Plattform, da sie gezielt bestimmte Gewebe adressieren können und eine kontrollierte Expression der Reprogrammierungsfaktoren ermöglichen.

Darüber hinaus werden zunehmend nicht-virale Strategien erprobt, die auf chemischen Modulatoren beruhen. Diese sogenannten epigenetischen Wirkstoffe wirken über reversible Modifikationen von DNA und Histonen, etwa durch Hemmung von Histon-Deacetylasen oder DNA-Methyltransferasen. In Kombination mit gezielter Genexpression ermöglichen sie es, epigenetische Programme flexibel und feinabgestimmt zu beeinflussen, ohne das Risiko einer dauerhaften genetischen Veränderung. Einige dieser Substanzen haben bereits den präklinischen Teststatus verlassen und werden in ersten klinischen Studien auf ihre Sicherheit, Verträglichkeit und Effizienz untersucht.

Langfristig könnte die epigenetische Reprogrammierung zu einem zentralen Pfeiler einer neuen, präventiven Altersmedizin werden. Ihre Anwendung wäre nicht nur auf die Therapie altersbedingter Erkrankungen beschränkt, sondern könnte auch prophylaktisch zur Erhaltung von Gewebeintegrität und zellulärer Funktion beitragen. Sie würde damit einen Paradigmenwechsel markieren – weg von der Behandlung einzelner Symptome und hin zu einer systematischen, molekularen Verjüngung auf Zellebene. In Kombination mit Genomeditierung, Stammzelltherapie und regenerativen Biomaterialien entsteht ein Zukunftsszenario, in dem Alter nicht mehr als unvermeidlicher Verfall, sondern als ein grundsätzlich veränderbares biologisches Programm verstanden werden kann.

6.3 Systemische Verjüngung durch Plasmaaustausch

Ein weiteres hochinteressantes und zukunftsweisendes Forschungsfeld im Kontext der Altersbiologie befasst sich mit der Rolle des Blutplasmas und seiner Bestandteile bei der Modulation von Alterungsprozessen. Der Ausgangspunkt für diese Forschungen liegt in einem bereits seit dem 19. Jahrhundert bekannten, jedoch erst in jüngerer Zeit systematisch untersuchten biologischen Phänomen: der sogenannten Parabiose. Dabei handelt es sich um ein experimentelles Verfahren, bei dem der Blutkreislauf zweier Tiere chirurgisch miteinander verbunden wird, sodass sie sich über das Kreislaufsystem physiologisch austauschen. Die moderne Variante, die sogenannte heterochrone Parabiose, verknüpft gezielt ein junges mit einem alten Tier. Die Beobachtungen aus diesen Studien haben die wissenschaftliche Gemeinschaft zutiefst beeindruckt und eine regelrechte

Renaissance der Erforschung systemischer Verjüngungseffekte ausgelöst.

In zahlreichen Experimenten konnte gezeigt werden, dass der Kontakt mit jungem Blut altersbedingte molekulare, zelluläre und funktionelle Defizite bei älteren Tieren teilweise rückgängig machen kann. So verbesserte sich beispielsweise die neurogenetische Aktivität im Hippocampus alter Mäuse signifikant, wenn sie über die Parabiose mit jungen Artgenossen verbunden wurden. Parallel dazu wurde ein Anstieg der Muskelregeneration, eine verbesserte Leberfunktion und eine erhöhte vaskuläre Elastizität dokumentiert. Diese Beobachtungen legen nahe, dass bestimmte Faktoren im jungen Blutplasma regenerative Prozesse reaktivieren und möglicherweise epigenetische Programme neu justieren, die mit der Aufrechterhaltung zellulärer Funktion und Gewebshomöostase im Zusammenhang stehen.

Im Zentrum des Interesses steht die Frage, welche molekularen Komponenten des jungen Plasmas für diese Effekte verantwortlich sind. Inzwischen konnten mehrere Proteine, Wachstumsfaktoren, Zytokine und Mikro-RNAs identifiziert werden, die mutmaßlich eine zentrale Rolle spielen. Besonders hervorgehoben wurde der Wachstumsdifferenzierungsfaktor 11 (GDF11), ein Transforming-Growth-Factor-β-ähnliches Protein, dem in einigen Studien eine potenzielle Reaktivierung regenerativer Signalwege zugeschrieben wird. Auch Faktoren wie IGF-1,

VEGF, sowie bestimmte Interleukine und Exosomen-beladene Mikro-RNAs werden intensiv untersucht, da sie vermutlich in der Lage sind, alternde Stammzellnischen zu reaktivieren oder inflammatorische Prozesse zu modulieren, die im Alter chronisch überaktiv sind und zur Gewebsdegeneration beitragen.

Parallel zu diesen Erkenntnissen ist das Interesse an der sogenannten "Reinigung" des alternden Plasmas gestiegen.

Studien haben gezeigt, dass nicht nur das Hinzufügen verjüngender Substanzen einen Effekt haben kann, sondern dass auch das Entfernen schädlicher, altersassoziierter Bestandteile einen positiven Einfluss auf die zelluläre und systemische Vitalität haben kann. Therapeutische Ansätze wie der Plasmaaustausch, bei dem Teile des Blutplasmas durch Ersatzlösungen oder junges Plasma ersetzt werden, haben in präklinischen Versuchen bei alternden Tieren zu einer Verbesserung kognitiver Funktionen und metabolischer Parameter geführt. Diese Effekte scheinen zum Teil darauf zurückzuführen zu sein, dass chronisch erhöhte Konzentrationen entzündungsfördernder Zytokine, Autoantikörper oder oxidativer Metabolite reduziert werden, was wiederum die zelluläre Umgebung entlastet und regenerative Prozesse begünstigt.

In jüngster Zeit haben sich diese Erkenntnisse in erste klinische Studien übertragen, insbesondere im Bereich neurodegenerativer Erkrankungen wie der Alzheimer-Krankheit. Hierbei werden spezifisch aufbereitete Blutprodukte eingesetzt, etwa fraktionierte Plasmaproteine oder Plasmaanteile junger Spender, die gezielt angereichert wurden mit Molekülen, die in Tiermodellen positive Wirkungen gezeigt haben. Erste Ergebnisse deuten darauf hin, dass diese Interventionen gut verträglich sind und möglicherweise das Fortschreiten kognitiver Defizite verlangsamen können.

Auch sogenannte Plasmaprotein-Modulatoren, also Wirkstoffe, die gezielt die Aktivität bestimmter im Plasma zirkulierender Faktoren beeinflussen, rücken zunehmend in den Fokus. Ziel ist es, durch präzise molekulare Eingriffe ein junges zelluläres Milieu wiederherzustellen, ohne auf körperlich belastende Methoden wie die klassische Plasmapherese zurückgreifen zu müssen.

Zukünftig könnten Kombinationstherapien aus Plasmamodulation, epigenetischer Reprogrammierung und Genomeditierung neue Standards in der Altersmedizin setzen. Das Blutplasma – lange Zeit primär als Transportmedium für Sauerstoff, Nährstoffe und Immunzellen verstanden – wird heute als komplexe, dynamische Regulierungsplattform betrachtet, die tiefgreifend in zelluläre Schicksalsentscheidungen eingreift. Seine gezielte Manipulation bietet die Möglichkeit, altersassoziierte Prozesse nicht nur zu bremsen, sondern sie an ihrer molekularen Wurzel umzukehren. Damit avanciert die Plasmapathologie vom Randgebiet der Gerontologie zu einem ihrer vielversprechendsten Forschungsfelder mit weitreichenden Implikationen für die regenerative Medizin, die Prävention altersbedingter

Erkrankungen und möglicherweise sogar die Erhöhung der maximalen menschlichen Lebensspanne.

6.4 Künstliche Intelligenz in der Alternsforschung

Die rapide zunehmende Verfügbarkeit biologischer Daten, gespeist durch Hochdurchsatzverfahren wie Next-Generation-Sequencing, Massenspektrometrie und Einzelzellanalytik, hat eine neue Ära der biomedizinischen Forschung eingeleitet. Im Zentrum dieser Entwicklung steht die Fähigkeit, aus den enormen Datenmengen – die unter anderem aus dem Genom, dem Transkriptom, dem Proteom, dem Metabolom und dem Epigenom gewonnen werden – nicht nur deskriptive Informationen zu extrahieren, sondern komplexe, dynamische Muster zu erkennen, die tief in die molekulare Struktur des Alterns eingreifen. Angesichts der multidimensionalen Natur dieser Datensätze und der Vielzahl nichtlinearer Zusammenhänge stoßen klassische statistische Methoden jedoch schnell an ihre Grenzen. In diesem Kontext erweist sich der Einsatz künstlicher Intelligenz, insbesondere in Form von maschinellem Lernen und tiefen neuronalen Netzwerken, als paradigmatisch für die zukünftige Erforschung und therapeutische Beeinflussung biologischer Alterungsprozesse.

Maschinelles Lernen ermöglicht es, Modelle zu trainieren, die in der Lage sind, aus den hochkomplexen, oft verrauschten biologischen Datenstrukturen jene Muster herauszufiltern, die mit dem Fortschreiten oder der Verlangsamung des zellulären Alterns assoziiert sind. Dabei kommen Verfahren wie Random Forests, Support Vector Machines, Gradient Boosting oder neuronale Netzwerke zum Einsatz, die kontinuierlich durch neue Datensätze verbessert werden. Besonders Deep-Learning-Ansätze, etwa Convolutional Neural Networks und Recurrent Neural Networks, erlauben die simultane Verarbeitung mehrdimensionaler Datenströme, wodurch sie sich hervorragend für die Integration von Informationen aus verschiedenen biologischen Ebenen eignen. So können beispielsweise Genexpressionsmuster, epigenetische Modifikationen und Metabolitprofile in ein einziges Vorhersagemodell integriert werden, das das biologische Alter einer Zelle oder eines Organismus mit hoher Präzision prognostizieren kann.

Ein herausragendes Anwendungsgebiet dieser KI-gestützten Verfahren ist die Entwicklung sogenannter epigenetischer Uhren. Dabei handelt es sich um mathematische Modelle, die auf Basis epigenetischer Marker – insbesondere DNA-Methylierungsmuster – das biologische Alter eines Individuums schätzen. Diese Uhren erlauben nicht nur retrospektive Aussagen über den Alterungsprozess, sondern zunehmend auch die Überwachung therapeutischer Interventionen und deren verjüngende Wirkung auf zellulärer Ebene. Mithilfe künstlicher Intelligenz konnten in den letzten Jahren immer genauere epigenetische Uhren konstruiert werden, die in der Lage sind, Alterungsverläufe in verschiedenen Geweben differenziert abzubilden und so personalisierte Diagnostik- und Therapieentscheidungen zu unterstützen.

Auch im Bereich der Medikamentenentwicklung eröffnet der Einsatz künstlicher Intelligenz neue Horizonte. Durch die automatisierte Analyse von Millionen potenzieller Wirkstoffe lassen sich neuartige Verbindungen identifizieren, die gezielt auf altersrelevante Zielstrukturen einwirken. Besonders im Fokus stehen dabei sogenannte Senolytika – Substanzen, die alternde, funktionsgestörte und inflammatorisch aktive Zellen gezielt eliminieren können – sowie Stoffwechselmodulatoren, die auf energetische Gleichgewichte, Redoxzustände oder mitochondriale Funktionen einwirken. Der entscheidende Vorteil der KI-gestützten Identifikation liegt in der Möglichkeit, diese Wirkstoffe zunächst vollständig in silico zu testen, also am Computer zu simulieren. Dadurch wird die Abhängigkeit von Tierversuchen verringert, Entwicklungszeiten werden verkürzt und Kosten deutlich reduziert. Bereits heute existieren KI-gestützte Plattformen, die in Echtzeit neue therapeutische Hypothesen generieren, Verbindungen auf deren Toxizität prüfen und deren Wirkungsweise im zellulären Kontext simulieren.

Ein weiterer zukunftsweisender Aspekt ist die Nutzung künstlicher Intelligenz zur Entwicklung personalisierter Therapieansätze. Durch die Verknüpfung individueller genetischer und epigenetischer Profile mit klinischen

Parametern, Lebensstilfaktoren und Umweltbedingungen können Modelle entstehen, die für jeden Menschen maßgeschneiderte Strategien zur Lebensverlängerung und Verbesserung der Gesundheitsspanne empfehlen. In solchen Systemen fließen nicht nur molekulare Daten, sondern auch digitale Gesundheitsinformationen, etwa aus tragbaren Sensoren und Gesundheits-Apps, in Echtzeit in die Analyse ein. Die KI wird hier zur zentralen Schnittstelle zwischen Biomedizin und digitaler Präzisionsmedizin – mit dem Potenzial, das Altern nicht nur besser zu verstehen, sondern auch individuell kontrollierbar zu machen.

Insgesamt deutet sich an, dass künstliche Intelligenz nicht nur als methodisches Hilfsmittel, sondern als integraler Bestandteil einer neuen, datengetriebenen Altersmedizin zu betrachten ist. Ihr Einsatz wird zunehmend zum Schlüssel für die Entschlüsselung der Komplexität biologischer Alterungsprozesse, für die Entwicklung innovativer Medikamente und Interventionen sowie für die Etablierung eines präventiv orientierten, personalisierten Gesundheitssystems, das die Vision eines langen, gesunden Lebens in greifbare Nähe rückt.

6.5 Multiomik-Ansätze zur ganzheitlichen Analyse von Alterungsprozessen

Ein integratives Verständnis der Zellalterung kann nur dann erreicht werden, wenn die verschiedenen molekularen

Ebenen der zellulären Regulation gemeinsam und systematisch betrachtet werden. Die Biologie des Alterns ist kein isolierter, linearer Prozess, sondern ein vielschichtiges Geschehen, das auf einer Vielzahl gleichzeitig ablaufender molekularer Veränderungen basiert. Diese Veränderungen betreffen nicht nur die genetische Information selbst, sondern vor allem deren dynamische Regulation in Form von Transkription, Translation, Modifikation, Interaktion und Metabolisierung. Die sogenannten Multiomik-Ansätze bieten hierfür einen innovativen methodischen Rahmen, der es ermöglicht, Alterungsprozesse in ihrer gesamten Komplexität und Vielschichtigkeit zu erfassen, zu analysieren und interpretierbar zu machen.

Multiomik bezeichnet die simultane Analyse verschiedener molekularer Ebenen, insbesondere der Genomik (Erbgutstruktur und -variationen), Transkriptomik (Genexpression), Proteomik (Proteinzusammensetzung und -modifikation) und Metabolomik (Stoffwechselprodukte und deren Dynamik). Ergänzt werden diese Ansätze zunehmend durch Epigenomik (DNA-Methylierung, Histonmodifikation, Chromatinarchitektur) sowie durch Lipidomik, Glykomik und Mikrobiomanalysen. Jede dieser Ebenen liefert spezifische Informationen über den Zustand, die Funktion und das Alter einer Zelle, jedoch erst durch ihre integrative Verknüpfung entsteht ein umfassendes Bild der molekularen Signaturen, die mit Alterungsprozessen assoziiert sind. Diese Signaturen sind nicht nur statische Marker, sondern bilden ein funktionales Netzwerk ab, das die Grundlage für zelluläre Entscheidungen bildet – etwa im Hinblick auf Proliferation, Differenzierung, Reparatur oder Apoptose.

Durch die vergleichende Analyse dieser multiomischen Profile zwischen jungen und alten Geweben lassen sich altersabhängige Veränderungen präzise identifizieren. Diese Veränderungen umfassen zum Beispiel eine veränderte Genexpression infolge epigenetischer Deregulierung, die Akkumulation fehlerhaft gefalteter oder nicht ausreichend abgebauter Proteine, ein Ungleichgewicht zentraler Metabolite sowie eine gestörte mitochondriale Aktivität. Besonders relevant ist dabei die Möglichkeit, zwischen normalen, gesunden Alterungsverläufen und pathologischen Alterungsprozessen zu unterscheiden. Dies erlaubt die Identifikation von Biomarkern, die als Frühindikatoren für altersbedingte Erkrankungen wie Krebs, kardiovaskuläre Störungen oder neurodegenerative Leiden dienen können. Darüber hinaus bilden diese Marker eine Grundlage für die Entwicklung gezielter therapeutischer Interventionen, etwa durch Modulation der Genexpression, durch Enzymregulation oder durch metabolische Umprogrammierung.

Ein weiteres zukunftsweisendes Potenzial dieser Analysen liegt in der Entdeckung kompensatorischer Mechanismen, die bei besonders langlebigen Individuen oder Tiermodellen aktiv sind. Hierbei handelt es sich um molekulare Strategien, mit denen die negativen Folgen zellulären Stresses, oxidativer Belastung oder epigenetischer Instabilität abgepuffert werden. Die Entschlüsselung dieser Strategien – etwa über die Analyse langlebiger Primaten, bestimmter Schildkrötenarten oder sogenannter Super-Ager beim Menschen – bietet einen einzigartigen Zugang zu evolutionär konservierten Programmen, die gezielt therapeutisch genutzt werden könnten. Solche Mechanismen könnten unter anderem in der Aktivierung von Autophagie, in der Aufrechterhaltung einer stabilen Proteostase oder in der Regulation langlebiger Immunzellpopulationen bestehen.

Die langfristige Vision der Altersmedizin besteht darin, diese molekularen Signaturen nicht nur als Forschungsobjekte zu verstehen, sondern sie in die klinische Praxis zu überführen. Die Integration multiomischer Daten mit klinischen Parametern – etwa Blutwerten, Bildgebungsdaten, funktionellen Tests oder digital erhobenen Gesundheitsdaten – erlaubt die Erstellung personalisierter Alterungsprofile. Diese Profile könnten künftig eine präzise Vorhersage des biologischen Alters, des Risikos für bestimmte Erkrankungen und der Wirksamkeit individueller Interventionen ermöglichen. Hierzu bedarf es nicht nur technischer Plattformen zur Datengenerierung und -integration, sondern auch fortgeschrittener computergestützter Analyseverfahren, etwa durch künstliche Intelligenz und Netzwerkmodellierung.

Insgesamt stellt die Multiomik einen Meilenstein auf dem Weg zu einer molekular fundierten, präventiv orientierten und individuell zugeschnittenen Altersmedizin dar. Sie eröffnet die Möglichkeit, Alter nicht nur zu beschreiben, sondern aktiv zu modulieren – basierend auf einem tiefen Verständnis seiner biologischen Determinanten und der Fähigkeit, in deren Regulation gezielt und differenziert einzugreifen.

6.6 Nanomedizin und gezielte Wirkstofffreisetzung

Die zielgerichtete Modulation zellulärer Alterungsprozesse stellt eine der größten Herausforderungen der modernen Altersmedizin dar, da viele therapeutische Substanzen zwar prinzipiell wirksam sind, jedoch aufgrund unspezifischer Verteilung im Körper erhebliche Nebenwirkungen verursachen oder nicht in ausreichender Konzentration an den gewünschten Zielort gelangen. Die Nanomedizin eröffnet in diesem Kontext völlig neue Perspektiven, indem sie die pharmakologische Präzision auf eine bislang unerreichte Ebene hebt. Im Zentrum dieser Entwicklung steht die Konstruktion intelligenter Trägersysteme – sogenannter Nanopartikel –, die eine selektive, kontrollierte und zeitlich exakt abgestimmte Freisetzung von Wirkstoffen ermöglichen, und dies vorzugsweise in jenen Geweben, die von altersbedingten zellulären Veränderungen betroffen sind.

Diese Nanopartikel bestehen meist aus biokompatiblen Materialien wie Lipiden, Polymeren, Metallen oder Silikaten, die in ihrer Größe, Oberfläche und chemischen Zusammensetzung so modifiziert werden, dass sie gezielt mit seneszenten Zellen interagieren können. Senescente Zellen – charakterisiert durch einen permanenten Zellzyklusarrest, eine proinflammatorische Sekretionsaktivität und eine veränderte Membranstruktur – bieten aufgrund ihrer spezifischen Oberflächenmoleküle und ihres veränderten pH-Milieus Ansatzpunkte für eine hochselektive Wirkstofffreisetzung. Bestimmte Nanoträger sind so konzipiert, dass sie Rezeptoren wie SA-β-Gal oder andere seneszenzassoziierte Marker erkennen und sich ausschließlich an diese binden. Andere Systeme reagieren auf die saure Mikroumgebung, die für seneszente oder tumoral veränderte Zellen typisch ist, und setzen ihren Inhalt nur unter diesen spezifischen Bedingungen frei.

Die Palette der möglichen Wirkstoffe, die über solche Systeme transportiert werden können, ist breit gefächert. Besonders intensiv erforscht werden derzeit Senolytika – Substanzen, die seneszente Zellen gezielt abtöten, ohne benachbartes Gewebe zu schädigen. Diese Wirkstoffe besitzen ein hohes therapeutisches Potenzial, etwa bei der Behandlung altersbedingter Fibrosen, degenerativer Gelenkerkrankungen oder kardiovaskulärer Veränderungen, bergen jedoch auch das Risiko systemischer Toxizität, wenn sie unspezifisch verabreicht werden. Durch nanomedizinische Trägersysteme kann dieses Risiko erheblich reduziert werden, indem die Wirkstoffe nur dort freigesetzt werden, wo seneszente Zellen tatsächlich vorhanden sind.

Ebenso vielversprechend ist die Nutzung von Nanopartikeln zur gezielten Verabreichung von Reprogrammierungsfaktoren, etwa in Form von Transkriptionsfaktor-mRNA, epigenetisch aktiven Molekülen oder mikroRNA-Mimetika. Die kontrollierte Abgabe solcher Substanzen kann eine partielle epigenetische Verjüngung einleiten, ohne die Risiken unkontrollierter Zellumwandlungen zu erhöhen.

Besonders die Kombination aus physikalischen Steuermechanismen – etwa magnetisch oder ultraschallgesteuerter Navigation – und biologischer Zielgerichtetheit eröffnet hier ein hohes Maß an therapeutischer Kontrolle.

Auch antioxidative Wirkstoffe, die der durch seneszente Zellen verursachten chronischen Entzündung und dem oxidativen Stress entgegenwirken sollen, können über Nanocarrier zielgerichtet in degenerativ veränderte Gewebe eingebracht werden. Dies ist besonders relevant für Organe mit hoher oxidativer Belastung wie Herz, Lunge, Leber oder Gehirn. Erste präklinische Studien an Tiermodellen zeigen, dass solche Therapien nicht nur die Organschädigung verlangsamen, sondern sogar regenerative Prozesse einleiten können, insbesondere durch die Reaktivierung von Stammzellnischen und die Reduktion inflammatorischer Signalwege.

Ein weiteres vielversprechendes Anwendungsfeld ist die Onkologie, in der seneszente Zellen nach Chemotherapie oder Bestrahlung oft als persistente, proinflammatorische Zellen im Gewebe verbleiben und ein erhöhtes

Rückfallrisiko darstellen. Nanomedizinische Systeme können hier genutzt werden, um diese Zellen gezielt zu eliminieren und so das Tumorrezidivrisiko zu senken. Auch bei der Regeneration von Nervengewebe werden Nanopartikel inzwischen eingesetzt, beispielsweise zur gezielten Freisetzung neurotropher Faktoren, zur Förderung der Axonregeneration oder zur Modulation neuronaler Entzündungsreaktionen. Solche Systeme könnten zukünftig auch bei altersassoziierten neurodegenerativen Erkrankungen wie Alzheimer oder Parkinson eine zentrale Rolle spielen.

Langfristig ist zu erwarten, dass die Nanomedizin zu einem integralen Bestandteil einer präzisionsorientierten Altersmedizin wird. Durch die Kombination aus Zielgerichtetheit, kontrollierter Freisetzung und minimalinvasiver Verabreichung bieten nanomedizinische Systeme ein höchst differenziertes Instrumentarium zur Modulation zellulärer Alterungsprozesse. Die Vision einer intelligenten Medikamentengabe, die nicht nur auf den Organismus als Ganzes, sondern auf einzelne Zellpopulationen zugeschnitten ist, rückt damit in greifbare Nähe. Die Zukunft der Altersmedizin könnte damit nicht nur personalisiert, sondern auch zelltypenspezifisch und nanotechnologisch gesteuert sein – ein Paradigmenwechsel, der das Potenzial besitzt, die klassische Pharmakotherapie grundlegend zu transformieren.

6.7 Modulation von mikrobiellen Signaturen zur Zellverjüngung

Das Mikrobiom, das aus Billionen von Mikroorganismen besteht, die in und auf dem menschlichen Körper leben, hat sich in den vergangenen Jahren von einem peripheren Forschungsfeld zu einem zentralen Thema der biomedizinischen Wissenschaft entwickelt. Ursprünglich vor allem im Kontext der Verdauungsphysiologie untersucht, hat sich inzwischen gezeigt, dass das Mikrobiom in nahezu allen Bereichen der menschlichen Gesundheit eine fundamentale Rolle spielt – von der Immunfunktion über den Hormonhaushalt bis hin zur neuronalen Aktivität. Besonders bedeutsam ist dabei die Erkenntnis, dass das Mikrobiom nicht nur einen passiven Hintergrund darstellt, sondern als dynamischer, regulierender Bestandteil des menschlichen Organismus verstanden werden muss, dessen Zusammensetzung und Funktion tiefgreifende Auswirkungen auf zelluläre Alterungsprozesse besitzt.

Mit zunehmendem Lebensalter verändert sich die mikrobielle Zusammensetzung signifikant. Die Diversität, also die Vielfalt der im Darm angesiedelten Mikroben, nimmt in vielen Fällen ab. Gleichzeitig kommt es zu einer relativen Zunahme pathobiontischer Keime, die entzündungsfördernde Substanzen freisetzen und die Schleimhautbarriere des Darms schwächen können. Besonders auffällig ist der Rückgang bestimmter Bakterienstämme wie *Faecalibacterium prausnitzii* oder *Akkermansia muciniphila*, die für ihre immunmodulatorischen, antientzündlichen und stoffwechselregulierenden Eigenschaften bekannt sind. Diese Veränderungen gehen oft einher mit einer systemischen Zunahme von niedriggradiger, chronischer Entzündung – einem Phänomen, das als „inflammatorisches Altern" oder „inflammaging" bezeichnet wird und als zentraler Treiber vieler altersassoziierter Erkrankungen gilt, darunter Atherosklerose, Diabetes Typ 2, neurodegenerative Erkrankungen und Krebserkrankungen.

Die Wechselwirkungen zwischen Mikrobiom und Zellalterung sind komplex und verlaufen bidirektional. Einerseits beeinflusst das Mikrobiom durch seine Metabolite, seine strukturellen Bestandteile und seine Immuninteraktionen direkt die zelluläre Homöostase. Andererseits führen Alterungsprozesse im Gewebe, etwa im Immunsystem oder in der Darmbarriere, zu veränderten Umweltbedingungen, die wiederum die Zusammensetzung des Mikrobioms beeinflussen. Ein zentrales Beispiel für diese Interaktion sind die sogenannten kurzzeitigen Fettsäuren, insbesondere Butyrat, Propionat und Acetat, die durch mikrobielle Fermentation von Ballaststoffen entstehen. Diese Metabolite wirken nicht nur lokal im Darm, sondern entfalten systemische Effekte, etwa durch epigenetische Modulation von Histonacetylierungen, durch Beeinflussung des mitochondrialen Energiestoffwechsels oder durch die Stabilisierung der Blut-Hirn-Schranke.

Vor diesem Hintergrund haben sich in den letzten Jahren mehrere therapeutische Ansätze herausgebildet, die darauf abzielen, das Mikrobiom gezielt zu modulieren, um Alterungsprozesse positiv zu beeinflussen. Eine zentrale Strategie besteht in der personalisierten Anwendung von Probiotika – also lebenden Mikroorganismen, die gezielt verabreicht werden, um das Gleichgewicht im Mikrobiom wiederherzustellen. Dabei geht die Forschung zunehmend über klassische Probiotika wie *Lactobacillus* oder *Bifidobacterium* hinaus und untersucht spezifische, individuell angepasste Bakterienstämme, die mit bestimmten molekularen Signaturen des Alterns assoziiert sind.

Ein weiterer vielversprechender Ansatz ist die Fäkaltransplantation, bei der das gesamte Mikrobiom eines gesunden, meist jüngeren Spenders auf einen älteren oder dysbiotischen Empfänger übertragen wird. Erste Studien an Tiermodellen und einzelne Fallberichte beim Menschen deuten darauf hin, dass durch diese Methode nicht nur die Diversität des Mikrobioms wiederhergestellt werden kann, sondern auch altersbedingte kognitive, immunologische und metabolische Defizite gebessert werden. Die langfristige Etablierung solcher Interventionen hängt jedoch von der Etablierung sicherer, standardisierter Protokolle und der exakten Charakterisierung der übertragenen mikrobiellen Gemeinschaften ab.

Auch der Einsatz gezielter Präbiotika – also Substanzen, die das Wachstum bestimmter nützlicher Bakterien fördern

– wird intensiv erforscht. Durch die Auswahl spezifischer Ballaststoffe oder funktioneller Nahrungsbestandteile lässt sich die Produktion gesundheitsförderlicher Metabolite gezielt stimulieren. Dabei steht nicht nur die quantitative Förderung „guter" Keime im Vordergrund, sondern die qualitative Modulation ihrer Stoffwechselaktivität und Interaktion mit dem Wirtsorganismus.

Langfristig könnte die Mikrobiommodulation zu einem festen Bestandteil einer integrativen, auf Systembiologie basierenden Altersmedizin werden. Durch die Kombination mikrobiologischer Diagnostik mit multiomischen Daten – etwa Genom-, Metabolom- oder Epigenomprofilen – lassen sich individuelle Alterungsverläufe präzise erfassen und therapeutisch begleiten. Das Mikrobiom wird in diesem Kontext nicht nur als Ziel, sondern als aktiver therapeutischer Hebel verstanden – ein biologisches Netzwerk, dessen gezielte Beeinflussung den Übergang von reaktiver Krankheitsbehandlung hin zu präventiver, regenerativer Gesundheitspflege ermöglichen könnte. Damit rückt die Vision einer ganzheitlich verstandenen Altersmedizin, die molekulare, immunologische, metabolische und mikrobiologische Dimensionen vereint, in greifbare Nähe.

6.8 Literaturverzeichnis (Kapitel 6)

Belmonte, J. C. I., Callaway, E. M., Caddick, S. J., Church, G. M., Feng, G., Homanics, G. E., … & Zhang, F. (2015).

Brains, genes, and primates. *Neuron*, 86(3), 617–631. https://doi.org/10.1016/j.neuron.2015.03.021

Brunet, A., Berger, S. L., Epigenomics of Aging Working Group, & NIH Roadmap Epigenomics Program. (2021). Epigenetics of aging and longevity. *Cell*, 184(12), 3088–3100. https://doi.org/10.1016/j.cell.2021.04.017

Conboy, I. M., & Rando, T. A. (2012). Heterochronic parabiosis for the study of the effects of aging on stem cells and their niches. *Cell Cycle*, 11(12), 2260–2267. https://doi.org/10.4161/cc.20431

Huang, Y., & Bickel, P. J. (2021). Machine learning in aging research. *Nature Aging*, 1(4), 327–335. https://doi.org/10.1038/s43587-021-00051-7

Kowalczyk, M. S., Tirosh, I., Heckl, D., Rao, T. N., Dixit, A., Haas, B. J., ... & Regev, A. (2015). Single-cell RNA-seq reveals changes in cell cycle and differentiation programs upon aging of hematopoietic stem cells. *Genome Research*, 25(12), 1860–1872. https://doi.org/10.1101/gr.192237.115

Lehallier, B., Gate, D., Schaum, N., Nanasi, T., Lee, S. E., Yousef, H., ... & Wyss-Coray, T. (2019). Undulating changes in human plasma proteome profiles across the lifespan. *Nature Medicine*, 25(12), 1843–1850. https://doi.org/10.1038/s41591-019-0673-2

Lu, Y., Brommer, B., Tian, X., Krishnan, A., Meer, M., Wang, C., ... & Sebastiano, V. (2020). Reprogramming to recover youthful epigenetic information and restore vision. *Nature*, 588(7836), 124–129. https://doi.org/10.1038/s41586-020-2975-4

Ocampo, A., Reddy, P., Martinez-Redondo, P., Platero-Luengo, A., Hatanaka, F., Hishida, T., ... & Izpisua Belmonte, J. C. (2016). In vivo amelioration of age-associated hallmarks by partial reprogramming. *Cell*, 167(7), 1719–1733.e12. https://doi.org/10.1016/j.cell.2016.11.052

Riera, C. E., Dillin, A. (2015). Tipping the metabolic scales towards longevity. *Cell Metabolism*, 23(6), 970–979. https://doi.org/10.1016/j.cmet.2015.05.007

Zhou, Y., Wu, H., Zhao, M., Chang, C., & Lu, Q. (2021). The emerging roles of the microbiome in autoimmune diseases, neurodegenerative disorders, and aging. *Aging and Disease*, 12(4), 1058–1076. https://doi.org/10.14336/AD.2021.0107

7. Klinische Studien und translationaler Fortschritt

Die Erkenntnisse der molekularen Altersforschung haben in den letzten Jahren vermehrt Eingang in die klinische Forschung gefunden. Während viele Ansätze zunächst im Tiermodell erprobt wurden, hat sich inzwischen eine zunehmende Zahl an Studien etabliert, die die Übertragbarkeit dieser Erkenntnisse auf den Menschen überprüfen. Dieser Übergang vom Labor in die klinische Praxis – als Translation bezeichnet – stellt einen essenziellen Schritt auf dem Weg zur Etablierung einer evidenzbasierten Altersmedizin dar. Dabei geht es nicht nur um die Sicherheit und Wirksamkeit neuer Substanzen, sondern auch um die Identifikation verlässlicher diagnostischer Marker, die Therapieerfolge messbar machen. Derzeit befinden sich mehrere Strategien zur Beeinflussung der Zellalterung in verschiedenen Phasen klinischer Studien. Sie umfassen pharmakologische, zelluläre, verhaltensbezogene und kombinierte Interventionen, deren Ziel es ist, altersbedingte Funktionsverluste aufzuhalten, die Gesundheitsspanne zu verlängern und spezifische Alterskrankheiten zu verhindern oder zu behandeln.

7.1 Übersicht über laufende klinische Studien

Weltweit sind zahlreiche Studien registriert, die gezielt auf die Modulation zellulärer Alterungsprozesse abzielen.

Besonders im Fokus stehen dabei Senolytika – also Wirkstoffe, die gezielt seneszente Zellen entfernen. Die Kombination aus Dasatinib, einem Tyrosinkinasehemmer, und Quercetin, einem pflanzlichen Polyphenol, wurde in mehreren klinischen Studien zur Behandlung von idiopathischer Lungenfibrose, chronischer Nierenerkrankung und Osteoarthrose getestet. Erste Ergebnisse zeigen, dass die Kombination gut verträglich ist und zu funktionellen Verbesserungen führen kann, etwa in der Gehstrecke, der Nierenfunktion oder der Entzündungsparameter.

Auch das Flavonoid Fisetin wird derzeit in klinischen Studien untersucht, unter anderem im Rahmen der AFFIRM-LITE-Studie, bei der ältere Menschen mit chronischen Krankheiten behandelt werden, um die Wirkung auf die inflammatorische Last und die körperliche Leistungsfähigkeit zu erfassen. Parallel werden Studien zur Wirkung von Metformin, einem etablierten Antidiabetikum, durchgeführt, das in epidemiologischen Beobachtungen mit einer verminderten Morbidität und Mortalität assoziiert ist. Die TAME-Studie („Targeting Aging with Metformin") soll klären, ob Metformin tatsächlich altersmodulierend wirkt, unabhängig von seinem Einfluss auf den Blutzucker.

7.2 Erfolgreiche Anwendungen beim Menschen

Auch wenn viele Therapien zur Verlangsamung der Zellalterung noch in der klinischen Erprobung sind, gibt es bereits einzelne Anwendungsbereiche, in denen erste therapeutische Erfolge beim Menschen dokumentiert wurden. So zeigte eine Pilotstudie, dass die Gabe eines Dreifach-Kombinationsprotokolls aus Wachstumshormon, Metformin und DHEA (Dehydroepiandrosteron) zu einer messbaren Verjüngung des epigenetischen Alters führte. Dies ist bislang eine der ersten dokumentierten reversiblen Veränderungen des biologischen Alters beim Menschen.

Im Bereich der Stammzelltherapie wurden Fortschritte bei degenerativen Gelenkerkrankungen erzielt, wo mesenchymale Stammzellen gezielt zur Geweberegeneration eingesetzt wurden. Auch beim Einsatz von NAD^+-Vorstufen – wie Nicotinamid-Mononukleotid (NMN) oder Nicotinamid-Ribosid (NR) – zeigen erste Studien positive Effekte auf Stoffwechselparameter, Muskelkraft und kognitive Funktionen bei älteren Probanden. Auch wenn Langzeitdaten fehlen, deuten diese Ergebnisse auf ein reales Potenzial altersmodulierender Interventionen hin.

7.3 Limitierende Faktoren und Sicherheitsaspekte

Trotz der in den vergangenen Jahren deutlich zunehmenden Anzahl an wissenschaftlichen Studien, die sich mit altersmodulierenden Therapien befassen, bleibt deren klinische Anwendung mit einer Vielzahl grundlegender und zum Teil noch ungelöster Herausforderungen behaftet. Eine der zentralen Schwierigkeiten ergibt sich aus der biologischen Mehrdeutigkeit und funktionellen Redundanz vieler molekularer Signalwege, die mit der zellulären Alterung in Verbindung stehen. Diese Signalwege sind nicht nur an Prozessen des biologischen Alterns beteiligt, sondern erfüllen gleichzeitig essenzielle Funktionen im Rahmen der Tumorsuppression, der Aufrechterhaltung der Gewebehomöostase sowie der Immunantwort auf externe Pathogene. Jede therapeutische Intervention, die auf diese Signalwege abzielt, birgt somit ein inhärentes Risiko, das Gleichgewicht dieser lebenswichtigen Systeme zu stören. Insbesondere kann es bei genetischen oder epigenetischen Modifikationen zu unbeabsichtigten Reprogrammierungsprozessen kommen, die wiederum in einer malignen Transformation resultieren und somit langfristig das Krebsrisiko erhöhen könnten.

Darüber hinaus erschwert die ausgeprägte interindividuelle Heterogenität der menschlichen Alterung eine präzise therapeutische Steuerung. Menschen altern nicht nur mit unterschiedlicher Geschwindigkeit, sondern auch auf unterschiedliche Weise, was sich sowohl in der Funktion als auch in der molekularen Signatur ihrer Gewebe widerspiegelt. Faktoren wie genetische Prädisposition, Umweltbedingungen, Ernährung, körperliche Aktivität und chronische Erkrankungen tragen maßgeblich zur Komplexität des Alterungsprozesses bei. Diese Vielfalt erschwert nicht nur die Entwicklung universell anwendbarer diagnostischer Marker, sondern stellt auch eine erhebliche Hürde bei der

Entwicklung standardisierter Therapiekonzepte dar. Während sich in der Onkologie oder der Kardiologie zunehmend personalisierte Therapieansätze durchsetzen, befindet sich die Altersmedizin in dieser Hinsicht noch in einer frühen Phase, in der differenzierte, patientenspezifische Strategien erst in Ansätzen erforscht werden.

Ein weiteres grundlegendes Problem liegt im Mangel an groß angelegten, methodisch robusten klinischen Studien. Zwar existieren zahlreiche vielversprechende präklinische Daten aus Tiermodellen sowie erste klinische Pilotstudien beim Menschen, doch mangelt es bislang an randomisierten, placebokontrollierten Langzeitstudien, die nicht nur kurzfristige molekulare oder funktionelle Effekte, sondern auch langfristige Sicherheit und Wirksamkeit systematisch evaluieren. Solche Studien wären jedoch essenziell, um die tatsächliche Relevanz altersmodulierender Therapien für die menschliche Gesundheit zu beurteilen und gleichzeitig potenzielle Risiken für das Individuum und das öffentliche Gesundheitswesen zu identifizieren.

Ein regulatorisches Hindernis ergibt sich zudem aus der rechtlichen und medizinischen Einordnung des Alterns als natürlicher biologischer Vorgang, der per Definition nicht als pathologischer Zustand gilt. Diese Klassifikation hat zur Folge, dass altersmodulierende Substanzen nicht als Medikamente im klassischen Sinne zugelassen werden können, sofern sie nicht zur Behandlung spezifischer Erkrankungen eingesetzt werden. Da die regulatorischen

Rahmenbedingungen derzeit nicht auf Präventivtherapien ausgerichtet sind, die auf die Verlangsamung oder Umkehrung biologischer Alterungsprozesse abzielen, gestaltet sich die Entwicklung und klinische Erprobung entsprechender Substanzen als besonders aufwendig. Ohne eine Anpassung dieser Rahmenbedingungen wird es für forschende Unternehmen schwer sein, Investitionen in die Entwicklung altersmodulierender Medikamente zu rechtfertigen, insbesondere angesichts der hohen Kosten klinischer Studien und der unsicheren Marktzulassung.

Zukünftig wird es notwendig sein, sowohl auf wissenschaftlicher als auch auf regulatorischer Ebene neue Paradigmen zu etablieren, die der Komplexität des Alterns gerecht werden und es erlauben, altersmodulierende Therapien nicht nur als visionäre Konzepte, sondern als integralen Bestandteil einer präventiv ausgerichteten Medizin der Zukunft zu verstehen. Dabei wird eine enge Verzahnung von Molekularbiologie, klinischer Forschung, Ethik und Gesundheitsökonomie erforderlich sein, um diese vielversprechenden Ansätze in einem verantwortungsvollen Rahmen zur Anwendung zu bringen.

7.4 Von der Maus zum Menschen: Übertragbarkeit tierexperimenteller Ergebnisse

Ein fundamentales methodisches Problem der modernen Alternsforschung besteht in der begrenzten

Übertragbarkeit von Ergebnissen aus tierexperimentellen Studien auf den menschlichen Organismus. Obwohl es in verschiedenen Tiermodellen, insbesondere bei Labormäusen, gelungen ist, durch gezielte genetische Modifikationen oder pharmakologische Interventionen signifikante Lebensverlängerungen sowie eine Verzögerung altersbedingter Pathologien zu erzielen, bleibt die Übertragbarkeit dieser Erkenntnisse auf den Menschen bislang in weiten Teilen unzureichend. Dies ist nicht nur auf die erhebliche physiologische Komplexität des menschlichen Körpers zurückzuführen, sondern auch auf die Tatsache, dass die Lebensspanne des Menschen um ein Vielfaches länger ist als die der üblichen Versuchstiere, was eine lineare Skalierung biologischer Prozesse nahezu unmöglich macht.

Darüber hinaus unterliegt die Entstehung altersassoziierter Erkrankungen beim Menschen einer ausgesprochen multikausalen Genese, die genetische, epigenetische, metabolische, immunologische sowie umwelt- und lebensstilbedingte Faktoren in einem hochkomplexen Zusammenspiel umfasst. Während Labormäuse häufig genetisch nahezu identisch sind und unter streng kontrollierten, pathogenfreien Bedingungen gehalten werden, ist die Lebensrealität des Menschen durch eine Vielzahl individueller Variablen geprägt, die nicht nur die Alterung selbst, sondern auch das Ansprechen auf therapeutische Interventionen erheblich beeinflussen. Die daraus resultierende Divergenz zwischen kontrollierter Laborumgebung und realweltlicher menschlicher Lebensführung erschwert eine direkte Anwendung tierexperimenteller Erkenntnisse in der klinischen Praxis erheblich.

Trotz dieser Einschränkungen haben tierexperimentelle Studien zweifellos einen unverzichtbaren Beitrag zum grundlegenden Verständnis der biologischen Alterung geleistet. Sie haben zentrale Mechanismen wie Telomerverkürzung, mitochondriale Dysfunktion, inflammatorische Veränderungen, epigenetische Modifikationen und zelluläre Seneszenz identifiziert, die als Schlüsselprozesse des Alterns gelten. Diese Erkenntnisse bilden die Grundlage für die Entwicklung therapeutischer Strategien, die auf eine gezielte Modulation dieser Prozesse abzielen. Ohne die Möglichkeit, biologische Hypothesen im Tiermodell zu überprüfen, wäre der heutige Wissensstand über die molekulare Biologie des Alterns und die potenziellen therapeutischen Zielstrukturen kaum denkbar.

Angesichts der methodischen Grenzen klassischer Tiermodelle setzt die Alternsforschung zunehmend auf innovative Ansätze, um die Lücke zwischen präklinischer Grundlagenforschung und klinischer Anwendung zu überbrücken. Eine wichtige Rolle spielen dabei sogenannte humanisierte Modelle, bei denen menschliche Gene, Zellen oder Gewebe in Tierorganismen integriert werden, um die Relevanz der Ergebnisse für den Menschen zu erhöhen. Darüber hinaus kommen in wachsendem Maße dreidimensionale Organoide zum Einsatz, also aus Stammzellen generierte Gewebestrukturen, die bestimmte menschliche Organe in Miniaturform nachbilden und ein differenzierteres Verständnis der alterungsassoziierten Zellinteraktionen erlauben.

Ergänzt wird dieser Methodenkanon durch fortschrittliche computerbasierte Simulationssysteme, die auf umfangreichen biologischen Datensätzen basieren und in der Lage sind, komplexe Interaktionen zwischen Molekülen, Zellen und Geweben zu modellieren. Solche digitalen Modelle bieten die Möglichkeit, Wirkstoffeffekte virtuell zu testen, potenzielle Nebenwirkungen frühzeitig zu identifizieren und unterschiedliche Interventionsstrategien im Sinne eines digitalen Zwillings individuell zu simulieren. In Verbindung mit Hochdurchsatzverfahren, Künstlicher Intelligenz und Systembiologie entsteht auf diese Weise eine neue Generation translationaler Forschungsansätze, die langfristig eine präzisere Vorhersage der Wirksamkeit und Verträglichkeit altersmodulierender Therapien beim Menschen ermöglichen könnten.

Vor diesem Hintergrund ist davon auszugehen, dass die künftige Alternsforschung verstärkt interdisziplinär ausgerichtet sein muss. Nur durch die enge Kooperation zwischen Molekularbiologie, Bioinformatik, Systemmedizin und klinischer Forschung wird es gelingen, die translationale Lücke zwischen Tiermodell und Humanmedizin zu schließen und altersmodulierende Therapien von der experimentellen Phase in die medizinische Routineversorgung zu überführen. Diese Entwicklung stellt nicht nur eine wissenschaftliche, sondern auch eine gesellschaftliche Herausforderung dar, deren Bewältigung ein tiefgreifendes Umdenken in Forschungspolitik, Zulassungspraxis und Ethik erforderlich macht.

7.5 Literaturverzeichnis (Kapitel 7)

Alcendor, R. R. (2020). Senolytics for rejuvenation of aging-related cardiovascular dysfunction: Hype or hope? *Geroscience*, 42(4), 1115–1125. https://doi.org/10.1007/s11357-020-00204-w

Baker, D. J., Childs, B. G., Durik, M., Wijers, M. E., Sieben, C. J., Zhong, J., ... & van Deursen, J. M. (2016). Naturally occurring p16Ink4a-positive cells shorten healthy lifespan. *Nature*, 530(7589), 184–189. https://doi.org/10.1038/nature16932

Barzilai, N., Crandall, J. P., Kritchevsky, S. B., & Espeland, M. A. (2016). Metformin as a tool to target aging. *Cell Metabolism*, 23(6), 1060–1065. https://doi.org/10.1016/j.cmet.2016.05.011

Justice, J. N., Nambiar, A. M., Tchkonia, T., LeBrasseur, N. K., Pascual, R., Hashmi, S. K., ... & Kirkland, J. L. (2019). Senolytics in idiopathic pulmonary fibrosis: Results from a first-in-human, open-label, pilot study.

EBioMedicine, 40, 554–563. https://doi.org/10.1016/j.ebiom.2018.12.052

Longo, V. D., & Antebi, A. (2021). Translational geroscience: A new frontier. *Nature Aging*, 1(1), 6–9. https://doi.org/10.1038/s43587-020-00008-4

Mills, K. F., Yoshida, S., Stein, L. R., Grozio, A., Kubota, S., Sasaki, Y., ... & Imai, S. (2016). Long-term administration of nicotinamide mononucleotide mitigates age-associated physiological decline in mice. *Cell Metabolism*, 24(6), 795–806. https://doi.org/10.1016/j.cmet.2016.09.013

Rebo, J., Mehdipour, M., Gathwala, R., Causey, K., Liu, Y., Conboy, M. J., & Conboy, I. M. (2016). A single heterochronic blood exchange reveals rapid inhibition of multiple tissues by old blood. *Nature Communications*, 7, 13363. https://doi.org/10.1038/ncomms13363

Tchkonia, T., & Kirkland, J. L. (2018). Translational strategies in aging and age-related disease. *Nature Medicine*, 24(6), 727–730. https://doi.org/10.1038/s41591-018-0082-6

Villeda, S. A., Plambeck, K. E., Middeldorp, J., Castellano, J. M., Mosher, K. I., Luo, J., ... & Wyss-Coray, T. (2014). Young blood reverses age-related impairments in cognitive function and synaptic plasticity in mice. *Nature Medicine*, 20(6), 659–663. https://doi.org/10.1038/nm.3569

Zhang, H., Ryu, D., Wu, Y., Gariani, K., Wang, X., Luan, P., ... & Auwerx, J. (2016). NAD⁺ repletion improves mitochondrial and stem cell function and enhances life span in mice. *Science*, 352(6292), 1436–1443. https://doi.org/10.1126/science.aaf2693

8. Ethische, gesellschaftliche und wirtschaftliche Perspektiven

Die Aussicht, die Zellalterung gezielt zu beeinflussen und damit Alterungsprozesse zu verlangsamen, zu stoppen oder sogar umzukehren, eröffnet tiefgreifende medizinische und technologische Chancen. Gleichzeitig wirft sie eine Reihe komplexer ethischer, gesellschaftlicher und wirtschaftlicher Fragen auf, die über die naturwissenschaftliche Dimension hinausgehen. In einer Zeit, in der sich medizinische Innovationen rasant entwickeln und die Grenze zwischen Therapie, Optimierung und Enhancement zunehmend verschwimmt, ist eine kritische Reflexion der Implikationen zellalterungsmodulierender Interventionen unabdingbar. Der folgende Abschnitt beleuchtet zentrale Diskussionsfelder, die sich aus der Anwendung dieser Technologien auf individueller, sozialer und globaler Ebene ergeben.

8.1 Ethische Fragen der Lebensverlängerung und Verjüngung

Die gezielte Verlängerung der Lebensspanne berührt grundlegende Fragen der menschlichen Existenz: Was bedeutet es, alt zu werden? Ist Altern ein natürlicher Teil des Lebens oder eine Krankheit, die behandelt werden sollte? Die Beeinflussung der Zellalterung rüttelt an etablierten Vorstellungen von Lebenszyklen, Biografie und

Endlichkeit. Kritiker warnen davor, dass ein Streben nach biologischer Unsterblichkeit zu einer Abwertung des natürlichen Alterns und zu einer Entwertung des Todes führen könnte. Andere sehen darin einen ethischen Fortschritt, da unnötiges Leiden vermieden, die Autonomie des Einzelnen gestärkt und das menschliche Potenzial weiter entfaltet werden könnte.

Eine besondere Herausforderung stellt die Unterscheidung zwischen legitimer medizinischer Behandlung und fragwürdiger Selbstoptimierung dar. Während die Behandlung altersbedingter Erkrankungen weithin akzeptiert ist, wird die prophylaktische Anwendung altersmodulierender Therapien – insbesondere bei Gesunden – kritisch diskutiert. Hinzu kommen Fragen der informierten Einwilligung, insbesondere bei komplexen genetischen oder zellulären Eingriffen, deren langfristige Wirkungen nur unzureichend abschätzbar sind.

8.2 Ungleichheiten in der Verfügbarkeit altersmodulierender Therapien

Ein zentrales ethisches Problem betrifft die Frage nach der Gerechtigkeit im Zugang zu neuen Therapien. Bereits heute ist der Zugang zu hochwertigen Gesundheitsleistungen weltweit extrem ungleich vertcilt. Es besteht die reale Gefahr, dass sich diese Ungleichheiten durch hochspezialisierte, teure Anti-Aging-Verfahren weiter verschärfen.

Wohlhabende Bevölkerungsschichten könnten sich Langlebigkeit leisten, während ärmere Menschen mit den negativen Folgen des Alterns allein gelassen würden. Es droht die Entstehung einer „biologischen Zweiklassengesellschaft", in der sich nicht nur soziale, sondern auch physiologische Unterschiede weiter vertiefen.

Die Regulierung und politische Steuerung dieser Entwicklungen wird zu einer zentralen Aufgabe der Zukunft. Fragen nach solidarischer Finanzierung, Prioritätensetzung im Gesundheitswesen und globaler Zugänglichkeit gewinnen mit zunehmender Etablierung der zellulären Altersmedizin weiter an Bedeutung. Internationale Organisationen wie die WHO, aber auch nationale Ethikräte werden hierbei eine wichtige Rolle spielen müssen.

8.3 Ökonomische Auswirkungen auf Gesundheits- und Sozialsysteme

Die wirtschaftlichen Implikationen altersmodulierender Therapien sind ambivalent. Auf der einen Seite versprechen sie erhebliche Einsparpotenziale: Wenn es gelingt, das Auftreten chronischer Erkrankungen zu verzögern oder ganz zu verhindern, könnten die Ausgaben für Pflege, Medikamente und Krankenhausaufenthalte drastisch gesenkt werden. Produktivität und Selbstständigkeit im Alter würden steigen, was wiederum die sozialen Sicherungssysteme entlasten könnte. In diesem Szenario wird Altern nicht mehr als unausweichlicher Kostenfaktor verstanden, sondern als gestaltbarer Prozess mit gesundheitsökonomischem Nutzen.

Auf der anderen Seite entstehen durch Forschung, Entwicklung und Anwendung neuartiger Therapien zunächst erhebliche Kosten. Hochspezialisierte Medikamente, individualisierte Gen- oder Zellbehandlungen sowie unterstützende Diagnostikverfahren sind aufwendig und kapitalintensiv. Es besteht die Gefahr, dass sich das Gesundheitswesen auf teure Spitzentechnologie konzentriert und klassische Präventionsstrategien oder niedrigschwellige Versorgungsangebote vernachlässigt werden. Auch könnte der Druck auf ältere Menschen steigen, sich behandeln zu lassen, um leistungsfähig zu bleiben – eine Entwicklung, die neue Formen des Altersdiskurses und der sozialen Erwartung erzeugen würde.

8.4 Transhumanismus und philosophische Implikationen

Die Möglichkeit, den Alterungsprozess gezielt zu kontrollieren, berührt nicht zuletzt Fragen der philosophischen Anthropologie. Der Mensch definiert sich traditionell über seine Endlichkeit – über die Begrenzung seiner Zeit auf Erden, über Vergänglichkeit und Tod. Der Transhumanismus als philosophisch-technologische Bewegung stellt diese Vorstellung radikal infrage. Er strebt nach einer

Überwindung biologischer Grenzen und nach einem „posthumanen" Zustand, in dem die biologische Evolution durch technische Selbstgestaltung abgelöst wird.

Die gezielte Verjüngung oder gar potenzielle Unsterblichkeit stellt nicht nur medizinisch-technisch eine Herausforderung dar, sondern auch kulturell, psychologisch und spirituell. Was bedeutet es für das Selbstverständnis, wenn Alter und Tod nicht mehr naturgegeben sind? Welche Auswirkungen hätte eine Welt, in der einige Menschen deutlich länger leben als andere? Welche Verantwortung tragen Individuen und Gesellschaften, wenn das Leben prinzipiell verlängerbar wird?

Diese Fragen zeigen: Die Beeinflussung der Zellalterung ist nicht nur ein biologisches, sondern ein zutiefst normatives Projekt. Sie verlangt nach einer interdisziplinären Auseinandersetzung, in der Medizin, Ethik, Soziologie, Philosophie und Politik gleichermaßen zu Wort kommen. Nur so lässt sich ein zukunftsfähiger, verantwortungsvoller Umgang mit einer der folgenreichsten Innovationen unserer Zeit gestalten.

8.5 Literaturverzeichnis (Kapitel 8)

Binstock, R. H. (2004). The war on "anti-aging medicine". *The Gerontologist*, 44(3), 305–311. https://doi.org/10.1093/geront/44.3.305

Caplan, A. L. (2005). Death as an unnatural process: Why is it wrong to seek a cure for aging? *EMBO Reports*, 6(S1), S72–S75. https://doi.org/10.1038/sj.embor.7400437

Daniels, N. (2008). Just health: Meeting health needs fairly. Cambridge University Press.

Fukuyama, F. (2002). *Our posthuman future: Consequences of the biotechnology revolution*. Farrar, Straus and Giroux.

Juengst, E. T., Binstock, R. H., Mehlman, M. J., Post, S. G., & Whitehouse, P. J. (2003). Biogerontology, "anti-aging medicine," and the challenges of human enhancement. *Hastings Center Report*, 33(4), 21–30. https://doi.org/10.2307/3528430

Kass, L. R. (2001). L'Chaim and its limits: Why not immortality? *First Things*, 113, 17–24.

Kirkland, J. L., & Tchkonia, T. (2017). Cellular senescence: A translational perspective. *EBioMedicine*, 21, 21–28. https://doi.org/10.1016/j.ebiom.2017.04.013

Olshansky, S. J., Perry, D., Miller, R. A., & Butler, R. N. (2007). Pursuing the longevity dividend: Scientific goals for an aging world. *Annals of the New York Academy of Sciences*, 1114(1), 11–13. https://doi.org/10.1196/annals.1396.023

Schweda, M., Pfaller, L., Adloff, F., & Kroll, C. (2017). *Aging and human nature: Perspectives from philosophical anthropology and bioethics*. Springer.

Tirosh-Samuelson, H., & Mossman, K. (Eds.). (2012). *Building better humans? Refocusing the debate on transhumanism*. Peter Lang.

Turner, L. (2004). Bioethics in a multicultural world: Medicine and morality in pluralistic settings. *Health Care Analysis*, 12(3), 205–217. https://doi.org/10.1023/B:HCAN.0000041182.86670.62

9. Zukünftige Forschungsfelder und Visionen

Die Erforschung der Zellalterung steht trotz bedeutender Fortschritte noch immer am Anfang ihrer translationalen Reife. Die Erkenntnisse der letzten Jahrzehnte haben die wissenschaftliche Vorstellung von Alter als unveränderlichem biologischen Schicksal grundlegend erschüttert. Stattdessen zeichnet sich immer deutlicher ein Bild ab, in dem Altern als regulierbarer und potenziell beeinflussbarer Prozess erscheint. Die zukünftige Forschung wird sich daher nicht nur mit der Verfeinerung bestehender Methoden und Wirkstoffe beschäftigen, sondern auch mit der Entwicklung integrativer Strategien, die molekulare, systemische, technologische und gesellschaftliche Komponenten miteinander verbinden. Diese Visionen reichen von einer präventiven Anti-Aging-Medizin über die Kombinationstherapie zur systemischen Verjüngung bis hin zu ambitionierten Szenarien einer kontrollierbaren oder gar reversiblen Alterung.

9.1 Zelluläre Verjüngung als präventive Medizin

Ein zukunftsweisender Ansatz, der zunehmend an wissenschaftlicher und gesundheitspolitischer Relevanz gewinnt, besteht in der Integration der zellulären Altersdiagnostik in die präventivmedizinische Versorgung. Dabei geht es nicht mehr nur darum, altersbedingte Erkrankungen im klinisch manifesten Stadium zu behandeln, sondern vielmehr darum, den Alterungsprozess selbst als primären Risikofaktor für eine Vielzahl chronischer Erkrankungen frühzeitig zu erkennen, gezielt zu beobachten und therapeutisch zu beeinflussen. Dieses Paradigma basiert auf der Erkenntnis, dass biologische Alterung ein dynamischer, messbarer und potenziell modulierbarer Prozess ist, dessen Verlauf individuell sehr unterschiedlich ist und bereits Jahrzehnte vor dem Auftreten klinischer Symptome pathologischer Veränderungen beginnt.

Die praktische Umsetzung dieses Modells setzt die Entwicklung und Validierung hochsensitiver, standardisierter Biomarker voraus, die in der Lage sind, das biologische Alter eines Individuums in Abgrenzung zum chronologischen Alter präzise zu erfassen. Solche Biomarker müssten nicht nur in verschiedenen Geweben anwendbar und reproduzierbar sein, sondern auch eine klare prognostische Aussagekraft hinsichtlich zukünftiger Funktionsverluste, Krankheitsrisiken und Lebensqualität bieten. Epigenetische Marker, insbesondere DNA-Methylierungsmuster, gelten derzeit als besonders vielversprechend, da sie eine kumulative Signatur biologischer Alterungsprozesse darstellen und in Form sogenannter epigenetischer Uhren bereits erste klinische Anwendungsmöglichkeiten andeuten. Ergänzend könnten telomerbasierte Messverfahren, inflammatorische Signaturen, metabolische Profile sowie Marker der zellulären Seneszenz oder mitochondrialen

Dysfunktion herangezogen werden, um ein möglichst umfassendes und differenziertes Altersprofil zu erstellen.

In Kombination mit regelmäßig durchgeführten epigenetischen Screenings, multimodalen Gesundheitsuntersuchungen und der Erstellung individualisierter Risikoprofile auf Basis genetischer, molekularbiologischer, metabolischer und lebensstilbezogener Daten könnte ein neues Präventionsmodell entstehen, das die traditionelle Vorsorgemedizin radikal erweitert. In diesem Modell würde Gesundheit nicht mehr als dichotomer Zustand verstanden, der entweder vorhanden oder verloren ist, sondern als kontinuierliches Gleichgewicht, das frühzeitig in seiner Störung erkannt und gezielt stabilisiert werden kann. Damit eröffnet sich die Möglichkeit, präventive Interventionen – sei es durch Ernährung, Bewegung, medikamentöse Modulation, epigenetische Therapieansätze oder neuartige zelluläre Verfahren – nicht reaktiv bei Vorliegen eines Risikos, sondern proaktiv anhand eines sich dynamisch entwickelnden Altersprofils einzuleiten.

Ein solcher individualisierter Präventionsansatz könnte nicht nur die Lebensqualität im Alter erheblich verbessern und die Häufigkeit chronischer Erkrankungen reduzieren, sondern auch das Gesundheitssystem langfristig entlasten, indem er den Fokus von der kostenintensiven Behandlung manifest gewordener Krankheiten auf die kosteneffiziente Verhinderung struktureller und funktioneller Schäden verlagert. Gleichzeitig würde dieses Modell eine fundamentale

Neubewertung des medizinischen Selbstverständnisses erforderlich machen, in dem das Altern nicht länger als unvermeidlicher biologischer Prozess hingenommen, sondern als behandelbare Zielgröße verstanden wird.

Zur erfolgreichen Etablierung eines solchen Modells bedarf es jedoch nicht nur technischer Innovationen, sondern auch struktureller, ethischer und regulatorischer Weichenstellungen. Datenschutzrechtliche Fragen, Fragen der gerechten Zugänglichkeit sowie der Abgrenzung zwischen legitimer Gesundheitsförderung und medizinischer Optimierung stellen zentrale Herausforderungen dar, die es im gesellschaftlichen Konsens zu beantworten gilt. Nur wenn es gelingt, die wissenschaftlichen Potenziale mit einem sozial verantwortlichen Handlungsrahmen zu verbinden, kann das Ziel einer zukunftsorientierten Altersprävention in der Breite der Bevölkerung verwirklicht werden.

9.2 Kombinationstherapien und personalisierte Anti-Aging-Medizin

Die Zukunft der Therapie gegen Zellalterung wird mit hoher Wahrscheinlichkeit nicht in der Monotherapie liegen, sondern in kombinierten Interventionen, die verschiedene Ebenen des Alterungsgeschehens adressieren. Diese Kombinationstherapien könnten beispielsweise Senolytika mit epigenetischer Reprogrammierung, metabolische Modulatoren mit Mikrobiomtherapien oder physikalische Stimuli mit gezielter Nanomedizin verbinden. Der Erfolg dieser Ansätze hängt stark von der Fähigkeit ab, individuelle Alterungspfade zu verstehen und darauf zugeschnittene Behandlungsstrategien zu entwickeln. Die personalisierte Altersmedizin, wie sie sich aktuell herausbildet, wird durch KI-gestützte Diagnostik, genomische Analysen und lernende Therapiealgorithmen getragen. Sie könnte eine Medizin begründen, die nicht nur auf Heilung abzielt, sondern auf nachhaltige zelluläre Resilienz.

9.3 Alterung als kontrollierbarer Prozess – ⍰topie oder Realität?

Die Idee, den Alterungsprozess nicht länger als unumstößliches biologisches Schicksal zu betrachten, sondern als prinzipiell steuerbaren und potenziell sogar umkehrbaren Vorgang zu verstehen, markiert einen tiefgreifenden Paradigmenwechsel in der modernen Biomedizin. Dieser Ansatz bewegt sich an der Schnittstelle zwischen visionärer Wissenschaft und grundlegender philosophischer Reflexion über das Wesen des Menschseins, die Grenzen medizinischen Handelns und das Verhältnis von Natur, Technik und Ethik. Die Vorstellung, dass gezielte biotechnologische Eingriffe in die molekulare Organisation des Lebens – sei es auf der Ebene der zellulären Architektur, der genetischen Codierung oder der epigenetischen Steuerung – es ermöglichen könnten, den Verlauf des Alterns zu beeinflussen, stellt nicht nur eine Herausforderung für die experimentelle Forschung dar, sondern auch für die normativen Grundannahmen unserer Gesellschaft.

Auf molekularbiologischer Ebene existieren heute erste überzeugende Hinweise darauf, dass Alterung kein strikt irreversibler Prozess ist, sondern durch gezielte Interventionen zumindest in bestimmten Aspekten verlangsamt, angehalten oder partiell rückgängig gemacht werden kann. So zeigen Studien mit transgenen Tiermodellen, dass eine kontrollierte Reprogrammierung somatischer Zellen – etwa durch die temporäre Aktivierung von Yamanaka-Faktoren – zu einer funktionellen Verjüngung von Geweben führen kann, ohne notwendigerweise zu einer vollständigen Dedifferenzierung oder Entartung zu führen. Auch in vitro konnte bei menschlichen Zelllinien eine Wiederherstellung epigenetischer Jugendmerkmale beobachtet werden, etwa durch gezielte Modifikation von DNA-Methylierungsmustern, histonassoziierten Enzymen oder nicht-kodierenden RNA-Molekülen. Darüber hinaus wurden pharmakologische Ansätze entwickelt, die altersassoziierte Signalkaskaden modulieren, seneszente Zellen eliminieren oder mitochondriale Dysfunktionen korrigieren und damit die Zellfunktion stabilisieren.

Diese vielversprechenden Ansätze verdeutlichen, dass Alterung auf zellulärer und molekularer Ebene nicht ein linearer, unumkehrbarer Prozess ist, sondern vielmehr als plastischer und kontextabhängiger Zustand aufgefasst werden kann, dessen Verlauf prinzipiell beeinflussbar ist. Die zentrale Herausforderung liegt nun darin, diese Erkenntnisse in kontrollierbare, sichere, standardisierte und reproduzierbare medizinische Protokolle zu überführen, die nicht nur experimentell, sondern auch klinisch anwendbar sind. Hierbei müssen sowohl kurzfristige Effekte als auch langfristige Konsequenzen in Hinblick auf Sicherheit, Stabilität und Integrität der Zielzellen umfassend analysiert werden. Eine besondere Schwierigkeit besteht in der exakten Steuerung solcher Eingriffe, um etwaige Risiken einer unkontrollierten Reprogrammierung, einer Tumorentstehung oder einer funktionellen Dysregulation zu vermeiden. Die Entwicklung reversibler, fein dosierbarer Systeme, die kontextspezifisch und gewebespezifisch wirksam sind, stellt einen zentralen Forschungsschwerpunkt der kommenden Dekade dar.

Technisch gesehen ist eine partielle Umkehrung zellulärer Alterungsprozesse unter bestimmten Bedingungen bereits heute realisierbar, was den Weg für neuartige therapeutische Strategien ebnen könnte – etwa zur Regeneration geschädigter Gewebe, zur Prävention altersbedingter Erkrankungen oder zur Erhaltung kognitiver und körperlicher Leistungsfähigkeit im höheren Lebensalter. Gleichwohl ist eine solche Perspektive ethisch, gesellschaftlich und regulatorisch hochgradig ambivalent. Der Übergang von der Behandlung spezifischer Erkrankungen zur gezielten Modulation eines bislang als „natürlich" verstandenen

Lebensprozesses wirft fundamentale Fragen auf: Wer soll Zugang zu solchen Therapien haben? Welche Risiken sind akzeptabel im Verhältnis zu möglichen individuellen oder gesellschaftlichen Gewinnen? Wird das Altern durch technische Kontrolle entmenschlicht oder neu verstanden? Und in welchem Verhältnis steht die Idee der „Verjüngung" zu sozialen Vorstellungen von Reife, Würde und Lebenszyklus?

Gleichzeitig sind die regulatorischen Rahmenbedingungen für solche Verfahren bislang unzureichend definiert. Da Alterung nicht als Krankheit im klassischen Sinne klassifiziert ist, unterliegt die Entwicklung entsprechender Interventionen keiner klaren Zulassungslogik, wie sie etwa für onkologische oder kardiovaskuläre Medikamente besteht. Das Fehlen normativer Leitlinien erschwert nicht nur die klinische Erprobung potenzieller Verfahren, sondern auch deren Integration in bestehende medizinisch-ethische Konzepte. Umso notwendiger wird es sein, nicht nur biomedizinisch, sondern auch gesellschaftlich und politisch eine offene Debatte darüber zu führen, wie Alter im 21. Jahrhundert verstanden werden soll – als schicksalhafte Abfolge von Funktionsverlusten oder als dynamischer Prozess, der gestaltbar ist.

Die langfristige Perspektive besteht in der Entwicklung einer neuen Medizin des Alterns, die nicht in erster Linie auf die Behandlung pathologischer Endpunkte fokussiert ist, sondern auf die Erhaltung von Funktionsfähigkeit,

Autonomie und Lebensqualität durch proaktive, wissenschaftlich fundierte Eingriffe in den Alterungsprozess selbst. Dieses Ziel ist nicht nur medizinisch und technologisch ambitioniert, sondern berührt grundlegende Fragen nach der Zukunft des Menschen im Spannungsfeld von Biologie, Technik und Kultur.

9.4 Globale Strategien

Die biologische und medizinische Alterung ist ein globales Phänomen, das nationalstaatliche Grenzen überschreitet. Vor diesem Hintergrund gewinnt die internationale Zusammenarbeit in Forschung, Regulierung und Wissensaustausch zunehmend an Bedeutung. Globale Plattformen wie die WHO-Initiativen zur gesunden Langlebigkeit, internationale Genom- und Epigenomkonsortien oder die Etablierung grenzüberschreitender Datenbanken zur Alterserfassung bilden die Grundlage für eine gemeinsame Innovationsagenda. In Zukunft könnten multinationale Forschungsallianzen, öffentlich-private Partnerschaften und staatlich geförderte Langzeitprojekte entstehen, die vergleichbar mit der Krebs- oder AIDS-Forschung in ihrer gesellschaftlichen Breitenwirkung sind. Dabei wird auch die Harmonisierung von ethischen Standards, Zulassungsverfahren und Datenschutzrichtlinien eine zentrale Rolle spielen.

9.5 Literaturverzeichnis (Kapitel 9)

Barzilai, N., Cuervo, A. M., Austad, S., & Sinclair, D. A. (2021). Aging as a biological target for prevention and therapy. *JAMA*, 326(17), 1735–1736. https://doi.org/10.1001/jama.2021.17250

Church, G. M., Regis, E., & Seidel, M. (2012). *Regenesis: How synthetic biology will reinvent nature and ourselves*. Basic Books.

Kennedy, B. K., Berger, S. L., Brunet, A., Campisi, J., Cuervo, A. M., Epel, E. S., ... & Sierra, F. (2014). Geroscience: Linking aging to chronic disease. *Cell*, 159(4), 709–713. https://doi.org/10.1016/j.cell.2014.10.039

Lopez-Otin, C., Blasco, M. A., Partridge, L., Serrano, M., & Kroemer, G. (2013). The hallmarks of aging. *Cell*, 153(6), 1194–1217. https://doi.org/10.1016/j.cell.2013.05.039

Maher, B. (2020). Anti-ageing pill pushed as basis for biotech boom. *Nature*, 579(7800), 183–184. https://doi.org/10.1038/d41586-020-00677-3

Olshansky, S. J., Perry, D., Miller, R. A., & Butler, R. N. (2006). Pursuing the longevity dividend: Scientific goals for an aging world. *The Scientist*, 20(3), 28–36.

Partridge, L., Fuentealba, M., & Kennedy, B. K. (2020). The quest to slow ageing through drug discovery. *Nature*

Reviews Drug Discovery, 19(8), 513–532. https://doi.org/10.1038/s41573-020-0067-7

Schork, N. J. (2015). Personalized medicine: Time for one-person trials. *Nature*, 520(7549), 609–611. https://doi.org/10.1038/520609a

Timmers, P. R. H. J., Wilson, J. F., Joshi, P. K., & Deelen, J. (2020). Multivariate genomic scan implicates novel loci and haem metabolism in human ageing. *Nature Communications*, 11, 3570. https://doi.org/10.1038/s41467-020-17312-z

United Nations. (2023). *World Population Ageing 2023*. Department of Economic and Social Affairs, Population Division. https://www.un.org/development/desa/pd

10. Schlussbetrachtung

Die wissenschaftliche Erforschung der Zellalterung hat in den letzten Jahrzehnten eine bemerkenswerte Entwicklung durchlaufen. Was einst als unumstößliches biologisches Schicksal galt, erscheint heute als dynamischer, molekular steuerbarer Prozess. Die Entdeckung zentraler zellulärer Mechanismen – von der Telomerverkürzung über DNA-Schäden und mitochondrialen Stress bis hin zu epigenetischen Reprogrammierungen – hat nicht nur unser Verständnis des Alterns vertieft, sondern auch neue therapeutische und diagnostische Horizonte eröffnet. Der Übergang von einer symptomorientierten Altersmedizin hin zu einer präventiven, regenerativen und potenziell verjüngenden Medizin ist damit nicht länger reine Vision, sondern konkretes Ziel multidisziplinärer Forschung.

Dabei zeigt sich, dass Zellalterung nicht als isoliertes Phänomen auf zellulärer Ebene verstanden werden kann, sondern als integrativer Bestandteil systemischer Alterungsprozesse, die das gesamte biologische, funktionelle und psychosoziale Gefüge eines Organismus betreffen. Die Auswirkungen seneszenter Zellen auf das Immunsystem, das zentrale Nervensystem, das Herz-Kreislauf-System und die Muskulatur sind nicht nur pathophysiologisch relevant, sondern auch gesellschaftlich bedeutsam. Alterungsprozesse sind Mitursache und Beschleuniger zahlreicher chronischer Erkrankungen und damit ein zentrales gesundheitspolitisches Handlungsfeld.

Die therapeutischen Ansätze zur Beeinflussung der Zellalterung sind ebenso vielfältig wie ambitioniert. Während Kalorienrestriktion, körperliche Aktivität und bestimmte Nahrungsergänzungsmittel bereits als niedrigschwellige Interventionen zur Verfügung stehen, schreitet die Entwicklung hochspezialisierter Verfahren wie Senolytika, epigenetische Reprogrammierung, CRISPR-basierte Genomeditierung und Stammzelltherapien rasant voran. Diese Technologien bergen ein gewaltiges Potenzial, stellen die medizinische Praxis jedoch auch vor neue Herausforderungen, etwa in Bezug auf Sicherheit, ethische Vertretbarkeit, Zugänglichkeit und langfristige Effekte.

Gleichzeitig wird deutlich, dass die erfolgreiche Translation dieser wissenschaftlichen Erkenntnisse in die klinische Praxis eine enge Verzahnung mit gesellschaftlichen, wirtschaftlichen und regulatorischen Rahmenbedingungen erfordert. Die Diskussion über eine gerechte Verteilung von Anti-Aging-Therapien, über die normative Bedeutung von Lebensverlängerung und über die Grenzen zwischen medizinischer Behandlung und Enhancement ist ebenso dringend wie die Weiterentwicklung geeigneter ethischer und rechtlicher Kontrollmechanismen. In einer alternden Weltgesellschaft mit zunehmender Lebenserwartung und gleichzeitig wachsender sozialer Ungleichheit ist die Frage nach dem „Wie" des Alterns nicht nur individuell, sondern global von Bedeutung.

Zukunftsorientierte Konzepte wie die präventive Altersmedizin, die Kombinationstherapie, die Systemmedizin und die Integration künstlicher Intelligenz versprechen, das Altern nicht nur zu begleiten, sondern aktiv zu gestalten. Die systematische Einbindung von Multiomik-Daten, die Anwendung intelligenter Diagnose- und Therapiesysteme und die Einbettung individueller Alterungsprofile in personalisierte Behandlungspläne markieren einen Paradigmenwechsel in der Medizin des 21. Jahrhunderts.

Die Vision einer gesunden Langlebigkeit – also einer maximalen Lebensspanne bei minimaler Krankheitslast – erscheint damit nicht länger utopisch, sondern als realistisches, wenn auch langfristiges Ziel. Entscheidend wird sein, ob es gelingt, wissenschaftlichen Fortschritt mit ethischer Verantwortung, technologischer Innovation mit sozialer Gerechtigkeit und individueller Verjüngung mit kollektiver Fürsorge in Einklang zu bringen. In dieser Balance liegt die Zukunft der Altersmedizin – nicht als Elixier der Unsterblichkeit, sondern als Weg zu einem selbstbestimmten, würdevollen und gesunden Altern für alle.

11. Gesamt-Literaturverzeichnis (alphabetisch)

Akbar, A. N., & Henson, S. M. (2011). Are senescence and exhaustion intertwined or unrelated processes that compromise immunity? Nature Reviews Immunology, 11(4), 289–295.

Alcendor, R. R. (2020). Senolytics for rejuvenation of aging-related cardiovascular dysfunction: Hype or hope? Geroscience, 42(4), 1115–1125.

Baker, D. J., Childs, B. G., Durik, M., Wijers, M. E., Sieben, C. J., Zhong, J., ... & van Deursen, J. M. (2016). Naturally occurring p16Ink4a-positive cells shorten healthy lifespan. Nature, 530(7589), 184–189.

Baker, D. J., Wijshake, T., Tchkonia, T., Lebrasseur, N. K., Childs, B. G., van de Sluis, B., ... & van Deursen, J. M. (2011). Clearance of p16Ink4a-positive senescent cells delays ageing-associated disorders. Nature, 479(7372), 232–236.

Barzilai, N., Crandall, J. P., Kritchevsky, S. B., & Espeland, M. A. (2016). Metformin as a tool to target aging. Cell Metabolism, 23(6), 1060–1065.

Barzilai, N., Cuervo, A. M., Austad, S., & Sinclair, D. A. (2021). Aging as a biological target for prevention and therapy. JAMA, 326(17), 1735–1736.

Baur, J. A., & Sinclair, D. A. (2006). Therapeutic potential of resveratrol: The in vivo evidence. Nature Reviews Drug Discovery, 5(6), 493–506.

Bell, C. G., Lowe, R., Adams, P. D., Baccarelli, A. A., Beck, S., Bell, J. T., ... & Horvath, S. (2019). DNA methylation aging clocks: Challenges and recommendations. Genome Biology, 20, 249.

Belmonte, J. C. I., Callaway, E. M., Caddick, S. J., Church, G. M., Feng, G., Homanics, G. E., ... & Zhang, F. (2015). Brains, genes, and primates. Neuron, 86(3), 617–631.

Binstock, R. H. (2004). The war on "anti-aging medicine". The Gerontologist, 44(3), 305–311.

Blackburn, E. H., Epel, E. S., & Lin, J. (2015). Human telomere biology: A contributory and interactive factor in aging, disease risks, and protection. Science, 350(6265), 1193–1198.

Brunet, A., Berger, S. L., Epigenomics of Aging Working Group, & NIH Roadmap Epigenomics Program. (2021). Epigenetics of aging and longevity. Cell, 184(12), 3088–3100.

Campisi, J. (2013). Aging, cellular senescence, and cancer. Annual Review of Physiology, 75, 685–705.

Campisi, J. (2014). Aging, cellular senescence, and cancer. Annual Review of Physiology, 75, 685–705.

Campisi, J., Kapahi, P., Lithgow, G. J., Melov, S., Newman, J. C., & Verdin, E. (2019). From discoveries in ageing research to therapeutics for healthy ageing. Nature, 571(7764), 183–192.

Caplan, A. L. (2005). Death as an unnatural process: Why is it wrong to seek a cure for aging? EMBO Reports, 6(S1), S72–S75.

Childs, B. G., Durik, M., Baker, D. J., & van Deursen, J. M. (2015). Cellular senescence in aging and age-related disease: From mechanisms to therapy. Nature Medicine, 21(12), 1424–1435.

Childs, B. G., Gluscevic, M., Baker, D. J., Laberge, R. M., Marquess, D., Dananberg, J., & van Deursen, J. M. (2017). Senescent cells: An emerging target for diseases of ageing. Nature Reviews Drug Discovery, 16(10), 718–735.

Church, G. M., Regis, E., & Seidel, M. (2012). Regenesis: How synthetic biology will reinvent nature and ourselves. Basic Books.

Conboy, I. M., & Rando, T. A. (2012). Heterochronic parabiosis for the study of the effects of aging on stem cells and their niches. Cell Cycle, 11(12), 2260–2267.

Daniels, N. (2008). Just health: Meeting health needs fairly. Cambridge University Press.

Fang, E. F., Lautrup, S., Hou, Y., Demarest, T. G., Croteau, D. L., Mattson, M. P., & Bohr, V. A. (2019). NAD$^+$ in aging: Molecular mechanisms and translational implications. Trends in Molecular Medicine, 25(3), 216–235.

Field, A. E., Robertson, N. A., Wang, T., Havas, A., Ideker, T., & Adams, P. D. (2018). DNA methylation clocks in aging: Categories, causes, and consequences. Molecular Cell, 71(6), 882–895.

Finkel, T., Serrano, M., & Blasco, M. A. (2007). The common biology of cancer and ageing. Nature, 448(7155), 767–774.

Fontana, L., & Partridge, L. (2015). Promoting health and longevity through diet: From model organisms to humans. Cell, 161(1), 106–118.

Fukuyama, F. (2002). Our posthuman future: Consequences of the biotechnology revolution. Farrar, Straus and Giroux.

Furman, D., Campisi, J., Verdin, E., Carrera-Bastos, P., Targ, S., Franceschi, C., ... & Slavich, G. M. (2019). Chronic inflammation in the etiology of disease across the life span. Nature Medicine, 25(12), 1822–1832.

Gomes, A. P., Price, N. L., & Sinclair, D. A. (2013). Nutrient sensing, metabolic signaling, and aging. Cell, 155(6), 1339–1355.

Horvath, S. (2013). DNA methylation age of human tissues and cell types. Genome Biology, 14(10), R115.

Huang, Y., & Bickel, P. J. (2021). Machine learning in aging research. Nature Aging, 1(4), 327–335.

Juengst, E. T., Binstock, R. H., Mehlman, M. J., Post, S. G., & Whitehouse, P. J. (2003). Biogerontology, "anti-aging medicine," and the challenges of human enhancement. Hastings Center Report, 33(4), 21–30.

Justice, J. N., Nambiar, A. M., Tchkonia, T., LeBrasseur, N. K., Pascual, R., Hashmi, S. K., ... & Kirkland, J. L. (2019). Senolytics in idiopathic pulmonary fibrosis: Results from a first-in-human, open-label, pilot study. EBioMedicine, 40, 554–563.

Jylhävä, J., Pedersen, N. L., & Hägg, S. (2017). Biological age predictors. EBioMedicine, 21, 29–36.

Kass, L. R. (2001). L'Chaim and its limits: Why not immortality? First Things, 113, 17–24.

Kennedy, B. K., Berger, S. L., Brunet, A., Campisi, J., Cuervo, A. M., Epel, E. S., ... & Sierra, F. (2014). Geroscience: Linking aging to chronic disease. Cell, 159(4), 709–713.

Kirkland, J. L., & Tchkonia, T. (2017). Cellular senescence: A translational perspective. EBioMedicine, 21, 21–28.

Kirkland, J. L., Tchkonia, T., Zhu, Y., Niedernhofer, L. J., & Robbins, P. D. (2017). The clinical potential of senolytic drugs. Journal of the American Geriatrics Society, 65(10), 2297–2301.

Kowalczyk, M. S., Tirosh, I., Heckl, D., Rao, T. N., Dixit, A., Haas, B. J., ... & Regev, A. (2015). Single-cell RNA-seq reveals changes in cell cycle and differentiation programs upon aging of hematopoietic stem cells. Genome Research, 25(12), 1860–1872.

Kowald, A., & Kirkwood, T. B. L. (2016). Can aging be programmed? A critical literature review. Aging Cell, 15(6), 986–998.

Lehallier, B., Gate, D., Schaum, N., Nanasi, T., Lee, S. E., Yousef, H., ... & Wyss-Coray, T. (2019). Undulating changes in human plasma proteome profiles across the lifespan. Nature Medicine, 25(12), 1843–1850.

Levine, M. E., Lu, A. T., Quach, A., Chen, B. H., Assimes, T. L., Bandinelli, S., ... & Horvath, S. (2018). An epigenetic biomarker of aging for lifespan and healthspan. Aging, 10(4), 573–591.

Longo, V. D., & Antebi, A. (2021). Translational geroscience: A new frontier. Nature Aging, 1(1), 6–9.

Longo, V. D., & Panda, S. (2016). Fasting, circadian rhythms, and time-restricted feeding in healthy lifespan. Cell Metabolism, 23(6), 1048–1059.

Lopez-Otin, C., Blasco, M. A., Partridge, L., Serrano, M., & Kroemer, G. (2013). The hallmarks of aging. Cell, 153(6), 1194–1217.

Lu, A. T., Quach, A., Wilson, J. G., Reiner, A. P., Aviv, A., Raj, K., ... & Horvath, S. (2019). DNA methylation GrimAge strongly predicts lifespan and healthspan. Aging, 11(2), 303–327.

Lu, Y., Brommer, B., Tian, X., Krishnan, A., Meer, M., Wang, C., ... & Sebastiano, V. (2020). Reprogramming to recover youthful epigenetic information and restore vision. Nature, 588(7836), 124–129.

Maher, B. (2020). Anti-ageing pill pushed as basis for biotech boom. Nature, 579(7800), 183–184.

McHugh, D., & Gil, J. (2018). Senescence and aging: Causes, consequences, and therapeutic avenues. The Journal of Cell Biology, 217(1), 65–77.

Mills, K. F., Yoshida, S., Stein, L. R., Grozio, A., Kubota, S., Sasaki, Y., ... & Imai, S. (2016). Long-term administration of nicotinamide mononucleotide mitigates age-associated physiological decline in mice. Cell Metabolism, 24(6), 795–806.

Ocampo, A., Reddy, P., Martinez-Redondo, P., Platero-Luengo, A., Hatanaka, F., Hishida, T., ... & Izpisua Belmonte, J. C. (2016). In vivo amelioration of age-associated hallmarks by partial reprogramming. Cell, 167(7), 1719–1733.e12.

Ogrodnik, M., Miwa, S., Tchkonia, T., Tiniakos, D., Wilson, C. L., Lahat, A., ... & Passos, J. F. (2017). Cellular senescence drives age-dependent hepatic steatosis. Nature Communications, 8, 15691.

Olshansky, S. J., Perry, D., Miller, R. A., & Butler, R. N. (2006). Pursuing the longevity dividend: Scientific goals for an aging world. The Scientist, 20(3), 28–36.

Olshansky, S. J., Perry, D., Miller, R. A., & Butler, R. N. (2007). Pursuing the longevity dividend: Scientific goals for an aging world. Annals of the New York Academy of Sciences, 1114(1), 11–13.

Partridge, L., Fuentealba, M., & Kennedy, B. K. (2020). The quest to slow ageing through drug discovery. Nature Reviews Drug Discovery, 19(8), 513–532.

Passos, J. F., & von Zglinicki, T. (2006). Oxygen free radicals in cell senescence: Are they signal transducers? Free Radical Research, 40(12), 1277–1283.

Rebo, J., Mehdipour, M., Gathwala, R., Causey, K., Liu, Y., Conboy, M. J., & Conboy, I. M. (2016). A single heterochronic blood exchange reveals rapid inhibition of multiple tissues by old blood. Nature Communications, 7, 13363.

Riera, C. E., Dillin, A. (2015). Tipping the metabolic scales towards longevity. Cell Metabolism, 23(6), 970–979.

Rizza, W., Veronese, N., & Fontana, L. (2014). What are the roles of calorie restriction and diet quality in promoting healthy longevity? Ageing Research Reviews, 13, 38–45.

Schork, N. J. (2015). Personalized medicine: Time for one-person trials. Nature, 520(7549), 609–611.

Schweda, M., Pfaller, L., Adloff, F., & Kroll, C. (2017). Aging and human nature: Perspectives from philosophical anthropology and bioethics. Springer.

Shay, J. W., & Wright, W. E. (2019). Telomeres and telomerase: Three decades of progress. Nature Reviews Genetics, 20(5), 299–309.

Tasaki, M., Sugimoto, M., Murakami, Y., Tsuji, Y., Tanimura, A., Takeda, H., ... & Kanai, Y. (2022). Multiomics monitoring of drug response in senescent human cells. Nature Communications, 13, 2395.

Tchkonia, T., & Kirkland, J. L. (2018). Translational strategies in aging and age-related disease. Nature Medicine, 24(6), 727–730.

Terman, A., & Brunk, U. T. (2006). Oxidative stress, accumulation of biological 'garbage', and aging. Antioxidants & Redox Signaling, 8(1-2), 197–204.

Timmers, P. R. H. J., Wilson, J. F., Joshi, P. K., & Deelen, J. (2020). Multivariate genomic scan implicates novel loci and haem metabolism in human ageing. Nature Communications, 11, 3570.

Tirosh-Samuelson, H., & Mossman, K. (Eds.). (2012). Building better humans? Refocusing the debate on transhumanism. Peter Lang.

Turner, L. (2004). Bioethics in a multicultural world: Medicine and morality in pluralistic settings. Health Care Analysis, 12(3), 205–217.

United Nations. (2023). World Population Ageing 2023. Department of Economic and Social Affairs, Population Division.

Vijg, J., & Suh, Y. (2013). Genome instability and aging. Annual Review of Physiology, 75, 645–668.

Villeda, S. A., Plambeck, K. E., Middeldorp, J., Castellano, J. M., Mosher, K. I., Luo, J., ... & Wyss-Coray, T. (2014). Young blood reverses age-related impairments in cognitive function and synaptic plasticity in mice. Nature Medicine, 20(6), 659–663.

Xu, M., Palmer, A. K., Ding, H., Weivoda, M. M., Pirtskhalava, T., White, T. A., ... & Kirkland, J. L. (2015). Targeting senescent cells enhances adipogenesis and metabolic function in old age. eLife, 4, e12997.

Zhang, H., Ryu, D., Wu, Y., Gariani, K., Wang, X., Luan, P., ... & Auwerx, J. (2016). NAD$^+$ repletion improves mitochondrial and stem cell function and enhances life span in mice. Science, 352(6292), 1436–1443.

Zhou, Y., Wu, H., Zhao, M., Chang, C., & Lu, Q. (2021). The emerging roles of the microbiome in autoimmune diseases, neurodegenerative disorders, and aging. Aging and Disease, 12(4), 1058–1076.

Zhu, Y., Tchkonia, T., Pirtskhalava, T., Gower, A. C., Ding, H., Giorgadze, N., ... & Kirkland, J. L. (2015). The Achilles' heel of senescent cells: From transcriptome to senolytic drugs. Aging Cell, 14(4), 644–658.